临床外科疾病诊疗与护理

曹力月　田　彦　赵德胜

林晓东　罗昕骁　李一凡　主编

汕头大学出版社

图书在版编目（CIP）数据

临床外科疾病诊疗与护理 / 曹力月等主编. -- 汕头：
汕头大学出版社，2023.12
ISBN 978-7-5658-5206-0

Ⅰ．①临… Ⅱ．①曹… Ⅲ．①外科－疾病－诊疗②外
科－疾病－护理 Ⅳ．①R6②R473.6

中国国家版本馆CIP数据核字(2024)第004140号

临床外科疾病诊疗与护理
LINCHUANG WAIKE JIBING ZHENLIAO YU HULI

主　　编：曹力月　田　彦　赵德胜　林晓东　罗昕骁　李一凡
责任编辑：陈　莹
责任技编：黄东生
封面设计：道长矣
出版发行：汕头大学出版社
　　　　　广东省汕头市大学路243号汕头大学校园内　邮政编码：515063
电　　话：0754-82904613
印　　刷：河北朗祥印刷有限公司
开　　本：710mm×1000 mm 1/16
印　　张：10.75
字　　数：200 千字
版　　次：2023 年 12 月第 1 版
印　　次：2025 年 1 月第 1 次印刷
定　　价：98.00 元
ISBN 978-7-5658-5206-0

编委表

主　编：

曹力月（枣庄市中医医院）

田彦（松原市儿童医院）

赵德胜（安宁市第一人民医院）

林晓东（深圳市第二人民医院）

罗昕骁（中国人民解放军联勤保障部队第九二〇医院）

李一凡（中国人民解放军联勤保障部队临潼康复疗养中心）

副主编：

孟小虎（西湖大学医学院附属杭州市第一人民医院）

高凤辉（吉林大学第一医院乐群院区骨科）

迟江瑞（郑州大学第一附属医院）

邢丽娜（新疆医科大学第一附属医院）

柴慈曼（天津医科大学第二医院）

朱梅（中国人民解放军联勤保障部队第九六八医院）

前　言

外科是现代医学的一个科目，主要研究如何利用外科手术方法去解除病人的病原，从而使病人得到治疗。外科和所有的临床医学一样，需要了解疾病的定义、病因、表现、诊断、分期、治疗、预后，而且外科更重视开刀的适应证、术前的评估与照顾、手术的技巧与方法、术后的照顾、手术的并发症与预后等与外科手术相关的问题。

普外科是医学的重要组成部分，它的范畴是在整个医学的历史发展中形成，并且不断更新变化的。随着现代医学的迅速发展，临床外科的进展日新月异，许多的新理论、新机制、新观点、新技术以及新疗法不断问世，且外科领域的各专业分科也越来越细，这就要求专业医师要坚持不懈地努力学习、刻苦钻研，不但需要掌握很广的知识面，同时要更快更好地掌握有关领域的新知识，从而提高外科疾病的诊断与治疗水平。特别是近年来，基础外科随着生物、物理、病理生理、免疫学等基础理论的深入研究，临床诊断手段、治疗方法均有了显著的发展。

在外科领域内它们又大都相互渗透，为了沟通各科之间的信息，在广大临床医师中普及和更新外科疾病诊断和治疗知识，便于外科医师临床实践，提高诊疗技术，满足外科相关专业人员的临床需要，作者结合临床实践写了这本《临床外科疾病诊疗与护理》。本书重点阐述了临床外科疾病诊疗与护理，系统地论述了血管外科诊疗与护理、乳腺常见疾病的诊疗与护理、甲状腺疾病的诊疗与护理、腹外疝的诊疗与护理、胃肠疾病的诊疗与护理，以期为读者理解与践行临床外科疾病诊疗与护理提供有价值的参考和借鉴。本书在介绍相关疾病的症状、特点、诊断、检查、治疗等知识的基础上，有针对性地介绍护理措施和自我健康管理的方法，尤其是重视患者的饮食与运用健康指导，科学性与实用性强，贴近临床护理工作实际，适用于工作在一线的临床外科医生与护士。

笔者在撰写本书的过程中，借鉴了许多专家和学者的研究成果，在此表示衷心的感谢。本书研究的课题涉及的内容十分宽泛，尽管笔者在写作过程中力求完美，但仍难免存在疏漏，恳请各位专家批评指正。

目 录

第一章 临床外科诊疗与护理综述

第一节 临床外科诊疗概述

一、临床外科诊疗

(一) 外科概述

外科主要是研究外科疾病的发生、发展规律，以及疾病的临床表现、诊断、预防和治疗的科学，以手术、修补为主要治疗手段，主要分为实验外科和临床外科，其中临床外科包含种类较多，如普通外科、骨科、胸外科、神经外科、泌尿外科、整形外科等。

1.实验外科

主要研究干细胞技术、生物技术、纳米技术等与外科的关系和实验研究，以及细分的临床外科相关的专科实验。

2.临床外科

(1)普通外科。简称普外，主要涉及各种发生在腹腔的疾病，如脾外伤、胆囊结石、腹外疝等，可以进行的手术有脾脏修补术、腹腔镜胆囊切除术和无张力疝修补术等；

(2)骨科。主要涉及骨折、腰椎间盘突出和关节脱位等，可以进行的外科手术有骨折的手术治疗、髋关节置换术等；

(3)胸外科。主要涉及肺部肿瘤、胸膜炎和肋骨外伤等，可以进行的外科手术有胸腔闭式引流术、胸壁良性肿瘤切除术和肋骨骨折切开复位内固定术等；

(4)神经外科。主要治疗颅脑损伤、颅内肿瘤、脊柱和脊髓疾病等，可以进行的外科手术有介入手术、肿瘤切除术和血肿清除术等；

(5)泌尿外科。主要涉及泌尿系结石、肾脏肿瘤等，可以进行的外科手术有膀胱结石的碎石术、肾脏肿瘤的根治性切除术等；

（6）整形外科。主要涉及皮肤、肌肉和骨骼的疾病，可以进行的外科手术有重睑术（即双眼皮整形术）、隆鼻术和乳房再造术等。

此外，有将耳鼻咽喉和颈部外科重组为头颈外科，还有烧伤外科、血管外科等，以及针对儿童群体的小儿外科，其余大多数归属于普通外科。部分专科分出一些亚专科，如心胸外科分出普通胸外科和心脏外科，普通外科分出甲状腺、乳腺外科，肝胆外科和胃肠外科等。外科的种类很多，不同的疾病应找不同的专科治疗。

（二）临床外科诊疗的定义

外科治疗是指通过外科手术等治疗手段解决患者疾病，通常外科疾病包括骨科、普外科、泌尿科、心外科等外科系统疾病，除手术治疗外，在术后也可以辅助用药治疗。

二、临床外科诊疗的原则

（一）生命安全原则

医生对疾病的态度是：救死扶伤，治病救人。患者就医的目的是：在保命的前提下，治愈疾病。无论何时，生命是第一位的。其一，在人的生命无法获得保障的情况下，任何外科治疗都不是首选的。这就是在任何手术前，必须反复检查患者是否有手术禁忌证。以椎间盘突出症为例，医生一定要注意患者的全身状况，与发生严重的心脑疾病等致命性疾病相比，腰椎疾病是其次的，将患者的生命放在第一位。其二，在无法避免严重并发症的情况下，不实施外科治疗。通俗的一句话就是，不管能否治好，一定不要治坏。

（二）创伤最小原则

在获得同样疗效前提下，使用创伤最小的原则。外科治疗方法的发展遵循了一条路线："知道有病，不知道什么病，打开看看并治疗"—"知道有病，知道有什么病，打开治疗"—"知道有病，知道有什么病，经自然腔道或者打一个洞进行治疗"。最典型的例子就是普外科的胆囊炎治疗方法发展的过程，其他还有骨科骨折外固定方法发展的过程等。以需要手术治疗的椎间盘突出症为例，在开放融合手术治愈和微创手术都能够治愈的情况下，微创手术的创伤最小，因此微创手术就是首选的方法。

(三) 经济便宜原则

经济社会的任何活动是以经济为基础的，任何行为要考虑成本和产出，不计成本是不符合客观规律和现实情况的。在获得同样结果的前提下，我们期望付出最便宜的经济代价。同样经济代价的情况下，期望获得最好的疗效。例如：融合手术费用高，微创手术费用低，在同样疗效的情况下，微创就是经济方面首选的方法。

(四) 手术的熟练原则

外科疾病治疗最重要的参与者是医生，外科医生的医术直接决定了治疗的结果。外科医生的医术包括理论知识和手术技能。疾病的成功治疗需要多个环节的协调和统一。手术技能的水平高低不是衡量外科医生整体临床水平的唯一标准，但不可否认的是对许多病种的治疗，手术操作的成功是治疗成功的关键因素，手术操作的失败将导致治疗的彻底失败。

第二节 护理学概念的形成与进展

护理一词来自拉丁词语，意思是哺育小儿，后来扩展为养育、保育、避免伤害，看护老人、病人或虚弱者。护士即是指喂养、支持和保护病人、受伤者和老人的人。护理养育儿童、照顾病人和老人的工作自古以来是由母亲、妇女承担，因而护理与妇女的角色有着十分密切的联系。

人们赋予护理的概念是根据不同时期国家的体制以及社会需求而变化的。不同的护理理论家和护理组织团体对护理所下的定义也不尽相同。随着社会和医学科学的发展以及护理专业的形成，护理学概念的变化可分为以下3个阶段。

一、以疾病为中心的阶段

1860 年至 20 世纪 40 年代。这一时期人们对疾病的认识十分局限，有关患病的原因只考虑到细菌或外伤因素，认为无病就是健康。护理的概念是协助医生诊疗，消除身体的疾患，恢复正常功能。护士被看作是医生的助手，护理服务方式是执行医嘱，完成护理常规和技术操作程序。

1859 年，南丁格尔提出护理的定义是："通过改变环境，使病人置于最佳状态，待其自然康复。"

二、以病人为中心的阶段

从 20 世纪 40 年代至 70 年代。二次大战后，科技飞速发展，疾病与健康的概念发生了巨大变化，人们开始重视心理和社会环境对健康的影响。1948 年，世界卫生组织（World Health Organization，WHO）提出："健康不但是没有疾病或缺陷，而且是身体、精神和社会的完好适应状态。"此时，护理学者提出了以系统论为基础的护理程序，为护理实践提供了科学的方法。医学模式开始从生物－医学模式向生物－心理－社会医学模式转变，从而引起护理学概念的变化，即护理强调以病人为中心的宗旨，运用护理程序为病人提供整体护理。护士与医生的关系转变为合作伙伴关系，护士与病人的关系更密切。

1943 年，奥立维尔（Sister Olivia）认为："护理是一种艺术和科学的结合，包括照顾病人的一切，增进其智力、精神、身体的健康"。1957 年，克瑞特（Francis Reiter Kreuter）提出："护理是对病人加以保护、教导以满足病人不能自我照料的基本需要，使病人得到舒适。"

20 世纪 60 年代，约翰森（Dorothy Johnson）认为："护理是某些人在某种应激或压力下，不能达到自己的需要，护士给他提供技术需求，解除其应激，以恢复原有的内在平衡。"这个阶段，WHO 把护理的职能概括为：①严格执行医嘱，尽量满足每个病人的卫生和舒适需求。②保持良好的身心环境，促进患者早日康复。③紧密配合患者和家属，尽快使病体复原。④积极指导患者和健康者，掌握并运用保持身心健康的方法。⑤大力开展疾病的预防工作。⑥与其他医疗保健机构通力合作，发展护理事业。

三、以健康为中心的阶段

从20世纪70年代至现在。随着护理实践的发展、教育水平的提高、护理研究的开展以及护理理论的提出，护理已从附属于医疗的技术性职业转变为较独立的为人类健康服务的专业。"2000年人人享有卫生保健"的目标成为护理专业发展的指导方向，护理是以整体人的健康为中心，服务范围扩展到健康和疾病的全过程，服务对象也从个体发展到群体。

1966年，韩德森（Virginia Henderson）提出护理是帮助健康人或病人进行保持健康或恢复健康（或在临死前得到安宁）的活动，直到病人或健康人能独立照顾自己。

1970年，罗杰斯（Rogers）认为："护理是协助人们达到其最佳的健康潜能状态，护理的服务对象是所有的人，只要有人的场所，就有护理服务。"

1973年，国际护士学会（ICN）提出："护理是帮助健康的人或患病的人保持或恢复健康（或平静地死去）。"

1980年，美国护士学会（ANA）提出："护理是诊断和处理人类对现存的和潜在的健康问题的反应。"此定义对世界各国的护理学影响较大，被许多国家赞同和采用。这一定义揭示了护理学所具有的科学性和独立性。护理是研究健康问题的"反应"，而"反应"可以包括人的身体、智力、精神和社会等各方面，因而表明了护理服务对象不单纯是疾病本身，而是整体的人。护理是针对"有现在和潜在健康问题"的人，说明护理的对象应包括已存在健康问题的人和可能存在健康问题的人，而每个生活在社会中的人或群体都有威胁其健康的因素存在，因此，护理的服务对象是每个人乃至整个社会，从护理生病的人到帮助较为健康的人促进健康。护理程序是护士的基本工作方法，护士的职责是通过识别"反应"，制定和实施护理计划，并对护理结果进行评价，完成"诊断"和"处理"人类对健康问题的反应的任务。

我国护理学的进展与先进国家比较还有很大差距。1986年全国首届护理工作会议上提出：护理工作除配合医疗执行医嘱外，更多、更主要的是对病人的全面照顾，促进身心健康。

21世纪，随着我国经济的发展，护理学科也迅速发展，以疾病为中心的护理已发展为以病人为中心的整体护理，以往单纯的临床护理也将拓展到社区护理。新的医学模式和新的护理观念，要求高等护理教育必须培养适应社会发展的高素质、高水平的护理专业人才，同时也使现有护理队伍的建设及服务模式面临着新的挑战。

护理学就是研究社会条件、环境变化、情绪影响与疾病发生、发展的关系，对每个病人的具体情况进行具体分析，寻求正确的护理方式，消除各种不利的社会、家庭、环境、心理因素，以促进病人康复。随着科学技术的进步，社会的发展，人民生活的提高，护士将逐步由医院走向社会，更多地参与防病保健。因而，护理学有其明确的研究目标和领域，在卫生保健事业中与医疗有着同等重要的地位。这充分说明了护理的任务已经发生了深刻的变化，护士与医生共同担负着保护生命、减轻痛苦、促进健康的任务。因此，现代护理学是为人类健康服务的，是自然科学与社会科学相结合的一门综合性应用学科，它是科学、艺术和人道主义的结合。

第三节　整体护理

整体护理的思想是护理学的基本概念框架之一，它始终贯穿于研究和发展护理理论以及相关护理概念的过程中，也是我们解决复杂的健康保健问题的指导思想。

一、整体概念的起源

整体一词起源于希腊语"holos"，意思完整的、健全的和幸福的。整体的概念最早可追溯到古代东方文化和医学思想。古印度宗教将人的身体与思想视为一体；中医理论把人的健康看作是"阴""阳""平衡""五行"运转顺畅的结果，这些都是整体观的体现。

20世纪20年代，整体的概念被正式提出，某些学者认为单纯以分析的方法研究生命个体，将身体的各部分隔离开来，孤立地进行研究是不妥当的。生物体乃至非生物体的各组成部分是和谐地相互联系、相互依赖的，以保持其自身稳定，并不断适应变化着的环境。如果把部分割裂开，将不能体现整体的属性。整体的概念与系统论的思想密切相关。应用整体的观点看待生命个体时，就应考虑其完整性、各部分之间的联系性和相互作用、动态变化等特点。整体的概念不仅用于哲学、生物学，也已被应用于健康保健学科中，WHO 给健康所下的定义就体现了人是由身体、心理和社会各部分组成的整体的思想。

二、整体护理的概念

整体护理的概念是：以整体人为中心，以护理程序为基础，以现代护理观为指南，实施身心整体护理。其基本思想是：护理服务的对象是整体的人，即包括生理、心理、社会各方面。护理的范围还应包括人的生命全过程、人的健康与疾病的全过程、人的个体及其所处的家庭和社会人群。

三、整体护理过程中护士应具备的知识和能力

在整体护理思想指导下开展护理实践时，护士应具备以下的知识和能力：

（1）成长与发展的知识。护士要能应用心理、社会、认知、道德等成长发展理论，识别护理服务对象的发展阶段，依据其特点实施护理措施，并能预测潜在的成长发展问题。

（2）人的基本需要的知识。识别未被满足的需要，提供护理服务。

（3）应激与适应的知识。评估服务对象的应激水平，并教授人们评估自身应激水平的方法，指导运用各种应对方式减轻压力。

（4）有关生活方式的知识。护士首先自己要采取健康的生活方式，并通过健康教育等方法改变服务对象的不良生活方式。

（5）教与学的知识。应用教与学的原理与方法，使病人改变健康观念，采取促进、维持和恢复健康的行为。

（6）沟通的能力。护士要运用良好的沟通技能提供高质量的护理服务，并与其他健康保健人员有效合作。

（7）解决问题的能力。识别和处理人的健康问题是护士的基本素质。

（8）领导的能力和变革的思想。护士在与其他健康保健服务者的合作中将发挥更大的协调、管理和领导的作用，并能对社会健康需求的趋势有所预测，以改革护理服务方法、适应社会发展。

四、整体护理模式病房建设的主要内容

整体护理模式病房建设的主要内容包括：①制定指导临床实践的护理哲理。②制定护士的职责条文和评价标准。③制定病房护理人员的组织结构。④制定护理业务品质保证和评价系统。⑤设置各种护理表格。⑥编制《标准护理计划》和《标准教育计划》。⑦建立、健全医院的各种支持系统，为护理工作创造良好的工作环境，承担起非专业性、非技术性、常规性的工作，如药物分发、物品供应、通信联络、标本的运送、物品管理、设备保养等，使护士从大量的非专业性工作中解脱出来，增加直接护理病人的时间，达到提高护理质量的目的。

五、整体护理程序

(一) 护理活动的分类

护理程序是护理活动的科学方法。护理活动方法可分为：

（1）预防性的护理活动。如提供安全的医院环境，为孕妇提供营养知识，为婴幼儿实施计划免疫等。

（2）养育性的护理活动。如为患者提供日常生活护理，为休克患者输液，给临终患者的家庭以支持。

（3）促进发展的护理活动。主要是通过创造性的护理措施，帮助服务对象、家庭和社区增强自理的能力，如鼓励患者发现和选择适合自己的康复方法，在老年人中心指导老年人增强自我护理的能力，为糖尿病人群提供健康教育等。

(二) 整体护理程序的特点

1. 患者是健康护理中的主角

护理计划的中心人物为患者，提供护理服务的目标也是期望患者能恢复健康或改善健康状态。基于此观点，患者一直被期望能够参与拟定自己的健康护理计划。护理程序的每一步骤皆强调患者的参与，而护理目标亦是依据患者的健康问题而设，使患者在整个过程中参与自我护理，学习自我护理

的技能，从而达到恢复健康的目标。

2. 提供个别护理

护理程序经由有系统的收集、分析、组织资料，确立护理对象的健康问题，依其个别问题与潜能拟定护理计划，运用资源协助解决问题。整个护理程序，护理目标需依护理对象的行为目标而定；护理计划则要运用患者的长处与可用资源，强调个别护理照护。

3. 提供持续性护理

在患者入院之初，由一位护理人员建立护理病历、完成护理评估，其他工作人员可从其护理记录和护理计划中，清楚了解此患者的健康问题、应该执行的护理措施与预期效果。经护理评价亦可确保计划是确实执行。运用护理程序提供护理，患者可避免接受不同的人员询问相同问题，而且保持了护理工作的持续性。

4. 确保护理质量

运用护理程序可使病人的健康问题迅速、确实地确立，减少偏差，并以问题的急迫性严重度依序处理，提供及时的帮助；依计划评价目标是否达成，可以为护理对象提供有计划的护理，从而确保护理质量。

5. 表现专业自主性

运用护理程序，护理人员不只是执行医疗辅助行为，更有其独特功能，例如：确认护理对象的健康问题，给予措施并评价效果，依评价结果再修正计划，等等。在整个护理程序中，护理呈现出以科学方法解决问题的能力，明确地表现出专业的部分特征。

6. 提高护理人员的信心

护理程序是依据一定步骤，系统地、有计划地执行护理活动，并强调每一执行行为都是有理论依据及特定的目标。运用护理程序可避免误差，可以提高护理人员对自己所执行护理活动的信心。

7. 体现护理工作的内涵和范畴

护理程序的运用体现了护理工作的内涵和范畴，在健康护理中具体表现出护理的角色与功能，使护理人员得以自我肯定。此外，护理程序还可促进护理人员间有效的沟通，使护理工作可被具体衡量，护理工作者的成就感也因此相对提升。

8.提高护理专业的能力

在运用护理程序提供个别性、整体性和持续性的护理过程中，所积累的护理经验，使护理人员能清楚地了解到处理具体问题时行之有效的护理措施。护理人员应用护理程序中科学的方法来解决问题，从中获取更多的知识及经验，从而获得更熟练的护理技能，提高护理专业能力。

六、整体护理实施的临床意义

整体护理虽然在我国兴起不久，却具有旺盛的生命力。通过试点，其成效显著，取得了较好的社会效益和经济效益。整体护理的推广提高了护理服务水平和质量，病人满意；护士由被动执行医嘱转变为主动工作，建立了新型的医护关系，医生满意；激发了护士的学习热情和求知欲，体现了护士的自身价值和社会价值，护士满意；护士服务态度的根本转变，改善了护患关系，医院领导也满意。

整体护理体现了新的医学模式和健康观念，在我国推广和实施整体护理，是深化护理改革、尽快与国际护理模式接轨的必由之路。

(一) 促进了护理人员的职业道德建设

整体护理观是以整体人的健康为中心，全面照顾护理对象生理、心理、社会各方面的需求，达到促进健康、预防疾病、协助康复、减轻痛苦的目的。

护理理念是护理专业的价值观和专业信念，由护理人员共同制定和遵守。它明确了护理专业的发展方向，确定了护理服务的内涵和目标，规定了护理工作者必须遵循的行为准则和护理质量的评价标准，直接影响到护士与病人之间的互动关系，影响护理的整体实践活动。例如将"人平等"和"人类尊严"作为护理理念，护士就会自觉尊重病人的权利和隐私，主动争取病人参与治疗过程，对病人一视同仁，无论病人年龄大小、职位高低及民族信仰，都给予良好的照顾。如"以病人为中心"是护理工作者应有的价值观，作为理念，护理人员就会以此为准绳来检查和衡量自己的言行，工作中时时处处为病人着想，把最大限度地满足病人的需要，为病人解决问题作为最高行为准则，改变了以往护士"见病不见人"的冷漠态度，有利于提高护士的自我修养，密切护患关系，培养和树立良好的护士职业形象，促进医院的精神文明建设。

(二) 促进了护理人员全面素质的提高

整体护理模式是以"人为中心"，而不是以"疾病"为中心，护理的分工对象是"病人"而不是工作内容，护理工作逐步摆脱了"机械地执行医嘱加护理常规"的被动局面。护士要主动了解病人情况，及时记录，准确判断病人存在的或潜在的健康问题，做出周密细致的护理计划，提供热情周到的服务。而且工作是系统的、连续性的，每位护士都应"全面整体"地护理病人，承担独立解决病人问题的责任，积累知识，增长才干，充分调动起工作积极性和创造性。护士在工作的同时，可以通过与同行、病人及其他医务人员的交流，最大程度地发挥自身潜能，在思想认识、理论水平、专业技术、沟通技巧、协调能力等方面得到锻炼和提高。

整体护理的目标是为病人提供包括生理、心理、社会、文化等方面的护理服务和护理教育，护理的任务由对病人的护理扩展到从健康到疾病的全过程，护士的角色也由单一的护理提供者向多功能发展，因此对护士的要求更高了。护理工作者除应掌握有关的生物医学知识外，还应掌握人文科学、社会科学的知识。护理模式的转变，以及护理工作中的成就感和社会地位的提高，激发了护理人员的学习热情和求知欲，促进了护士全面素质的提高，彻底转变了护士的专业形象。

(三) 为护理对象解决了问题

为病人"解决问题"是整体护理的目标。整体护理所运用的护理程序是一种科学的确认问题和解决问题的工作方法，是一个综合的、动态的、具有决策和反馈功能的过程，因而它本身就是一种符合逻辑的、科学地解决问题的程序。护理程序的运用改变了护士工作的思维方式，使其在护理实践中能主动运用所学知识，充分发挥自身的潜能，创造性地工作。根据病人的具体情况提供有针对性的服务，形成以护士为主导、病人为主体，护士与病人共同参与的开放式护理运行系统，同时对于护理工作中存在的问题和不足也能及时发现、纠正、补救，使病人和家属从护理中获得安全感、信赖感和满足感，形成良好的护患关系。例如对患有胰岛素依赖型糖尿病的病人进行健康教育时，责任护士应注意提高病人对疾病的认识能力以及自我约束力，适当提供部分有关糖尿病的科普书籍及文章让病人阅读，并在出院前教会病人无菌注射技术，达到充分发挥病人主观能动性，帮助病人解决问题的目的，保证护理从入院到出院不间断，体现护理过程的完整性、系统性、连续性和优质高效。

（四）有利于发挥各层次护理人才的职能作用

整体护理的核心部分是护理程序，它是护士的行为方式。在不同等级的医院、不同的护理分工制度下，每一位护士都可以采用护理程序进行工作，使护理的多个层面，按照一定的关系，通过沟通网络形成整体协调一致的、环环相扣的工作过程，其结果必将扩大护理专业的自主权和独立性。

长期以来，护理体制不健全、人员不足、知识结构老化等问题，困扰着护理界；护理人员学历层次偏低、高级职称人数少、科研能力弱等问题，限制了护理专业的发展；护理人员学历层次不分高低做同样工作，医嘱加常规的被动工作方式，束缚了护理人员的积极性和创造性。护理模式的转变要求护理人员具有较高的职业素质和专业水平，因此在职护理人员必须积极参加继续教育，更新知识，学习新理论，提高护理水平。我国恢复高级护理教育以来，已经培养了一批高层次护理人才，他们在护理工作第一线已越来越显示出实力，其中已有一部分承担起护理管理和护理科研的任务，初步形成了多层次护理人才梯队，为护理人才的分层使用奠定了基础。与此同时，国内外的护理学术交流也为高级护理人才展现才华、发挥作用提供了机遇和场所。

（五）促进了护理理论建设和护理科研工作

护理是诊断和处理人类现存的和潜在的健康问题的反应。护理学因有其独特的知识体系、理论基础和专业性组织，而成为独立的学科。护理学理论的新进展指导着临床护理实践，而护理实践又起着验证和充实护理理论知识的作用。随着国外先进的护理经验的引进，国内外护理界的学术交流的加强，护理人员的知识面得以开拓，彻底转变了旧的思维方式。护理人员在实施整体护理过程中，通过同行相互切磋、确认护理诊断、改进护理措施，加强了护理理论的学习和研究，激发了科研兴趣和积极性。专科护理新知识、新技术的研究，护理技术科学性的研究，标准护理计划和标准教育计划的研究，护理科学管理的经验总结等，都大大促进了护理理论的建设和护理科研的开展。

(六) 加强了护理管理的规范化和科学化

整体护理是现代科学管理在护理工作中的集中体现。当代科学技术的迅速发展，对人文学科的研究更加深入，特别是当代系统科学和医学科学的研究成果，为我们认识现有护理的不足、进行护理改革提供了必要的客观条件。当今社会正进入一个信息与系统化的时代，现代科学管理在创造社会财富方面发挥了巨大作用。现代产业管理已从单一的生产管理发展为全面综合配套的系统化管理。系统论思想已广泛渗透到社会每个领域的管理工作中。整体护理正是在深入研究护理的内涵，学习借鉴其他学科的成功经验，应用系统论的科学原理的基础上提出来的，包括护理理念、护士职责与评价、标准护理计划、标准教育计划、各种护理文件的书写、护理质量的监督、评价与保证等，都要以护理程序为框架，不仅护士要按护理程序为病人解决问题，而且护理管理也要按照护理程序的科学方法，将重点转到护理质量的监督和保障上。护士的自我评价及护士长、科护士长乃至护理部各级人员考核评价，建立、健全了护理管理体制，保证了护理的高质量，使护理管理迈向科学化、规范化。同时实施系统化整体护理，促使医院行政领导和管理人员转变观念，使护理与医疗、科研、教学、院内感染的管理、后勤服务等方面协调一致，调动全院医务人员的积极性，使医院的工作重点统一于以病人为中心的管理模式，推动医院改革的不断深化。

第二章　血管外科诊疗与护理

第一节　肝脏血管疾病及血管肿瘤

肝脏血管疾病是指发生于肝脏内和肝脏周围动静脉的血栓性、闭塞性和炎症性疾病，包括肝小静脉闭塞症、化脓性门静脉炎、肝动脉瘤、门静脉血栓等疾病。各种肝血管疾病的临床表现差异较大，轻者可无症状，严重者可发生急性肝衰竭。

一、肝小静脉闭塞病

肝小静脉闭塞病（veno-occlusive disease of the liver，VOD）是指肝小叶静脉和肝小静脉支内皮肿胀纤维化从而引起管腔狭窄甚至闭塞继而发生肝细胞萎缩弥漫性肝纤维化，临床上会出现肝脏肿大、疼痛、腹水等症状，半数以上患者能够康复，20%的患者死于肝衰竭，少数患者会发展为肝硬化门静脉高压。

（一）肝小静脉闭塞病的诊断

VOD 的诊断困难，如果在临床上遇到有上述典型表现的患者，要认真询问有关病因或者诱因。由于本病肝组织病理存在特征性的表现，因此 VOD 诊断主要依赖于肝组织活检，尤其是腹腔镜直视下活检；肝静脉和下腔静脉造影能用于鉴别 Budd-Chiari 综合征，但是对本病的诊断价值有限。

（二）肝小静脉闭塞病的治疗

本病无特异性治疗方法，主要为去除病因，给予支持治疗；急性期时可试用抗凝疗法，慢性期通常采用各种分流术，如果处于肝衰竭和肝硬化晚期，可进行原位肝移植。

急性 VOD 患者半数于 2～6 周之内恢复，20% 的患者死于肝衰竭；慢性 VOD 患者主要死于肝硬化门静脉高压的并发症，例如继发性感染、肝性脑病等。

二、化脓性门静脉炎

化脓性门静脉炎系指门静脉主干及肝内分支的化脓性炎症，可以继发于任何腹腔脏器的感染病灶。

(一) 化脓性门静脉炎的临床表现

(1) 原发性疾病的症状，例如：阑尾脓肿时，右下腹有压痛以及反跳痛，脓肿较大时可扪及包块；肝胆化脓性疾病表现为肝区疼痛、莫菲点压痛、肝大、腹肌紧张等；部分病例可出现轻度黄疸。

(2) 可有脾肿大并发脾静脉炎时脾肿巨大。胃肠道充血可引发呕血或者黑便，早期可有恶心、呕吐及腹泻。

(3) 脓毒血症表现例如弛张高热畏寒乏力等。

(4) 病程自数日到数月不等，以往患者多由于出血、脓毒血症、腹膜炎或者肺脓疡而死亡，近年来因抗生素的应用已使预后有明显的改观。

(二) 化脓性门静脉炎的实验室检查

核左移，白细胞增多，继发性贫血。若细菌进入血循环发生菌血症，血培养可呈阳性，但因肝脏存在过滤细菌的作用，故血培养常呈阴性。细菌一般多为革兰阴性细菌感染。近年来厌氧菌的发生日益增多，故有条件时应做厌氧菌的培养。B 超及 CT 可发现腹腔内脏器的脓肿。

(三) 化脓性门静脉炎的诊断

主要根据临床表现、辅助检查进行诊断。本病应与阿米巴肝脓肿、胆囊炎、膈下脓肿等鉴别。

(四) 化脓性门静脉炎的治疗

主要选用抗生素治疗，应大剂量联合应用抗生素。可用哌拉西林等半合成青霉素、第三代头孢菌素、类氨基糖苷类抗生素。疑有厌氧菌感染时，要加用甲硝唑进行抗厌氧菌治疗。若能培养出细菌，可根据药敏试验调整抗生素。若腹腔脏器脓肿明显，宜做手术引流进行治疗。

三、肝动脉瘤

肝动脉瘤是一种罕见的疾病，诊断一般较困难，约80%肝动脉瘤患者是因出血而就医才发现。肝动脉瘤占所有内脏动脉瘤的15%~20%，其中肝外型占80%，肝内型占20%。

（一）肝动脉瘤的临床表现

肝动脉瘤多见于中年以上的男性患者，约占65%。肿瘤体积小不压迫邻近器官时，临床表现不明显；至一定大小，出现感染、破裂出血以及压迫周围肝胆管时，则可出现以下主要症状：

1. 腹痛

腹痛为最常见的症状，疼痛多位于右肋部及上腹部，呈钝痛、跳痛或绞痛，可向右肩部放射。

2. 出血

肝动脉瘤破裂或侵蚀肝外胆管、十二指肠、小肠及其他部分后，血液可进入胆道或胃肠道，表现为呕血或黑便。影响肝外胆管常先有黄疸，因此不易与胆道癌肿区别，但肝动脉瘤侵蚀胆管出血的血液较红。当肝动脉瘤侵蚀十二指肠出血时，应和十二指肠溃疡鉴别。肝动脉瘤破入腹腔者也不少见，表现为血腹，常在继一阵绞痛之后，引起出血性休克而死亡。

3. 黄疸

当瘤体增大压迫胆总管或肝管，或并存有胆石可致黄疸。黄疸的程度随阻塞程度而变化，特别在疾病的早期，常有波动。出血后，肿瘤随之缩小，对由原来肿瘤压迫所致之黄疸随之消退，具有重要的诊断意义。

4. 发热

多与胆道感染或动脉瘤本身炎症有关。

5. 搏动的肿块

虽不常见却具有诊断价值。在胆囊区扪到震颤，对听到收缩期杂音有诊断意义。大约有 30% 的患者可见典型的腹痛、出血和黄疸。

(二) 肝动脉瘤的实验室检查

在无并发症时，血常规和生化检查多无阳性发现。

(三) 肝动脉瘤的诊断与鉴别诊断

根据上述典型的症状，特别是发现腹部有搏动的肿块应想到本病。本症确诊有赖于腹主动脉造影或者选择性腹腔动脉造影。有的患者经剖腹探查方可确诊。

肝动脉瘤需与引起上腹部疼痛、上消化道出血的疾病相鉴别，肝动脉瘤破裂出血症状主要是腹腔内出血或胆道出血。另外，有黄疸的患者必须与胆道及胰腺癌肿、囊肿进行鉴别。

(四) 肝动脉瘤的治疗

曾用于治疗肝动脉瘤的手术方法很多，有肝动脉结扎术、肝动脉结扎及动脉瘤切除、动脉瘤切除及人造血管移植、动脉瘤切除及肝动脉修复、动脉瘤切除及自身静脉移植、动脉瘤切除及脾、动脉包裹加固、肝动脉吻合术、动脉瘤内修复术、瘤内凝固术、肝叶切除术等。

近年来，常用的是动脉瘤的切除、血管吻合或移植血管，具体哪种手术方法需根据瘤体的大小、位置、局部解剖条件侧支循环状况及全身一般情况来进行适当的选择。例如肝外型肝动脉瘤可行动脉瘤切除术及近、远端动脉结扎术。如为肝固有动脉瘤则切除动脉瘤外，需做自体大隐静脉或人造血管移植术。另外，可充分发挥和利用机体侧支循环的作用，使手术简化。如切除肝总动脉瘤时，宜保存胃十二指肠动脉与固有动脉的联系，保证肝脏有充足的侧支循环供应血液。肝右动脉瘤用结扎术治疗后的死亡率比较高。对于肝内动脉瘤，只宜作该侧的肝叶切除，结扎该肝叶动脉。

四、门静脉血栓形成

(一)门静脉血栓的发病机制和分型

门静脉血栓是导致肝外门静脉高压的主要疾病，门静脉阻塞大多系由血栓引起，血栓形成机制可能有以下几种。①门静脉内淤血；②血液内凝血成分发生变化，呈现高凝状态；③门静脉分支内的血栓向门静脉蔓延；④门静脉本身发生病变等。

依据病发的缓急程度，临床上可将此症分为急性和慢性；根据部位，可划分为肝外与肝内。单纯的肝外门静脉阻塞多数见于幼儿以及儿童或者继发于肝内型门静脉高压症。

(二)门静脉血栓的诊断与鉴别诊断

诊断可结合上述病因、症状以及影像学检查综合判断，确诊要依赖于经皮肝穿刺门静脉造影。超声可观察到门静脉内存在高回声区，肝门呈现菱形，内无血管，也可见不规则暗区即为血栓表现。胃及脾门周围可见侧支静脉以及近端肠系膜静脉侧支，存在门静脉海绵窦样变，可见到门静脉主干而其分支却不能见到。门静脉被小且不规则的管状结构所替代，肝动脉呈现肥厚征象。近年来，常采用彩色多普勒血流图像，可观察到血流图像变化。经皮肝穿刺门静脉造影可见侧支循环以及门静脉内有不规则缺损。

本病应与引起上消化道出血、脾脏肿大的一些疾病相鉴别。

(三)门静脉血栓的治疗

本病的治疗主要是控制上消化道出血，通常在采用积极的内科治疗之后，可取得良好的效果。应避免急症手术，待出血停止后，再选择最有利的时机进行手术治疗。

1. 急性型

可使用抗凝药进行溶栓治疗，其使用剂量应根据凝血酶原的活动度进行适当的调整，但有研究表明这种方法并不能有效地改善患者的预后。如果病因为真性红细胞增多症，可以采用32P进行治疗。

2. 慢性型

与门静脉高压症的治疗基本相同。若为良性肿瘤所致，可进行手术切除。因血栓形成可向其他静脉蔓延，行肠系膜 - 腔静脉、脾 - 胃静脉分流术不一定能够取得良好的效果。手术的种类甚多，包括：①止血手术；②间接分流手术；③直接分流手术。例如：门腔静脉吻合术，脾、下腔静脉吻合术，脾、肾静脉吻合术，肠系膜静脉 - 下腔静脉吻合术及自体血管、异体血管人工血管架桥术。脾切除、断流术、曲张静脉结扎或者食管下端胃底切除术都很难防止其复发。肝外门静脉阻塞目前没有理想的治疗方法，仍是一个未完全解决的问题。

五、肝脏血管病人的护理

(一) 术前评估

1. 健康史

主要内容包括：①一般资料，如发病年龄、性别、出生地、职业等。②有无慢性肝炎、肝硬化、类似肝硬化、血吸虫病病史及病程。③有无大量饮酒史。④有无其他重要脏器疾病病史及药物过敏史。

2. 身体状况

主要内容包括：①局部：腹围大小，有无腹水、下肢水肿，有无肝、脾肿大；有无腹壁静脉曲张、痔疮等体征。②全身：有无生命体征变化及肝性脑病的征象；有无黄疸、肝掌、蜘蛛痣及出血倾向；有无呕血或黑便，及呕吐物、排泄物的量、颜色、性质。③辅助检查。包括血常规、尿常规、大便常规、大便潜血、出凝血时间、肝肾功能、X 线、内镜、B 超、血管造影及测压的结果。

3. 心理及社会支持状况

①病人对突然出血是否感到紧张、恐惧；②病人有否因长时间反复发病，工作和生活受到影响而感到焦虑不安和悲观失望；③家庭成员能否提供足够的心理和经济支持；④病人及家属对经颈静脉肝内门体支架分流术（TIPSS）、经皮血管腔内成形术（PTA）、血管内支架（EMS）的了解程度和心理承受能力。

（二）术后评估

（1）术中情况：术中穿刺、插管是否顺利；术中用药及输液情况；有无术中并发症的发生及并发症的处理情况。

（2）恢复状况：生命体征是否稳定；有无出血及肝性脑病的征象；血常规、凝血功能、肝肾功能及腹水量的变化；体液是否平衡，有无电解质紊乱；是否出现肺部感染及败血症；有无术后并发症；及并发症的处理情况。

（3）心理和认知状况：病人的精神及心理状态，对 TIPSS 的了解及术后注意事项的掌握程度。

（三）护理措施

1. 心理护理

门静脉高压症及布 - 加综合征病人，由于长期患病，对治疗失去信心，一旦并发上消化道出血，会极度焦虑和恐惧。由于对 TIPSS、PTA、EMS 的不了解，而表现顾虑重重。因此在积极治疗的同时，要做好病人的心理护理，告知病人 TIPSS、PTA、EMS 的治疗方法、疗效、术中配合、术后注意事项，减轻病人的焦虑，解除病人的担忧，使其稳定情绪，积极配合治疗与护理。

2. 预防上消化道出血

（1）休息与活动。合理休息与适当活动，避免过度劳累。一旦出现头晕、心慌和出汗等不适，应立即卧床休息。

（2）饮食。禁烟酒，少喝咖啡和浓茶，避免进食粗糙、干硬、带骨渣或鱼刺、油炸及辛辣的食物；饮食不宜过热，以免损伤食管黏膜诱发上消化道出血。

（3）避免引起腹压升高的因素，如剧烈咳嗽、打喷嚏、便秘、用力排便等，以免引起腹压升高诱发曲张静脉破裂出血。

3. 减少腹水形成或积聚

（1）注意休息。尽量取平卧位，以增加肝肾血流灌注。若有下肢水肿，可抬高患肢减轻水肿。

（2）限制液体和钠的摄入。每日钠摄入量为 500~800mg，进液量为

1000mL。少食含钠食物，如咸肉、酱菜、酱油、罐头和含钠味精等。

（3）测量腹围和体重。每天在同一时间、同一体位和同一部位测量，动态观察腹水量的变化。

（4）按医嘱使用利尿剂。如氨苯蝶啶、呋塞米，记录每日出入液量，并观察有无低钾、低钠血症。

第二节　胆囊胆管血管疾病

一、门静脉性胆道病

门静脉性胆道病系指门静脉高压，尤以肝外型门静脉高压引起的胆道及胆道周围静脉曲张、压迫以及阻塞胆道而继发的病变及其相应的临床表现。

（一）门静脉性胆道病的检查

1. 实验室检查

总胆红素、直接胆红素及 ALP 可升高。

2. B 型超声检查

肝脏有正常回声，门静脉主干正常结构消失，成为没有回声、形态不一的管状结构。胆管周围多发蜿蜒侧支血管，可观察到肝内胆管扩张或胆囊扩张，伴有抑或不伴有胆管结石。脾脏增大或脾动脉增宽、迂曲。

3. CT 检查

门静脉系统正常结构在断面上消失，在肝门、胆囊与十二指肠间以及脾门区存在迂曲的静脉曲张影像。胆总管受压迫处近段扩张，肝内胆管扩张，严重者呈囊状，特别是左肝管。

4. 血管造影

脾门静脉造影可观察到门静脉狭窄、充盈缺损或者不显影。在肝门以及其周围有大量迂曲、扩张侧支进入肝内门静脉。脾中度肝大，胰周、脾门、左肾周围有静脉曲张，使脾静脉增粗。

5. 逆行胆管造影检查（ERCP）

约有一半病例胆管造影可呈现胆管长短不一、不规则、局限性狭窄，狭窄上段存在扩张。部分病例提示为胆管静脉曲张压迫胆管，少数胆管存在成角、移位或枯枝状改变。

(二)门静脉性胆道病的诊断及鉴别诊断

有上消化道出血、肝外门静脉梗阻、食管曲张静脉硬化性注射或有脾切除术以及门体静脉断流术史的患者，出现反复发作或持续性腹痛与黄疸而无肝硬化证据时，应高度疑为本病，进一步进行影像学检查可以确诊。

本病应与胆管癌、硬化性胆管炎相鉴别。

(三)门静脉性胆道病的治疗

治疗原则是：降低肝外型门静脉高压，缓解并减轻胆管周围静脉曲张，解除其对胆管产生的压力，从而消除症状。

外科手术治疗，首选治疗方案是各种门腔静脉分流术。资料显示行脾切及脾肾分流者，可取得较佳疗效。部分患者可能需做二期胆道转流手术。此外，采用肠系膜上静脉－门静脉左支转流术，在治疗肝内静脉未受累的门静脉海绵样变病例取得了理想疗效。

放射介入治疗，行胆道扩张术或胆道支架切入术可以改善症状，缓解黄疸。

二、胆道－血管瘘

胆道－血管瘘是指在胆道系统与肝脏血管系统之间形成病理性通道，是极少见的胆内瘘，仅占胆内血瘘的4.9%。

(一)胆道－血管瘘的诊断

有明确的反复发作的胆系结石、胆管炎或胆囊炎病史，有肝脏、胆系手术史或创性诊疗性技术操作史，或有可能伤及肝脏的右下胸或者右上胸创伤史，有上述典型的三联征时应高度怀疑本病。血管造影检查可以确诊。但由于本病较少见，若不完全认识，误诊率较高，通常于术中确诊。

(二) 胆道 – 血管瘘的外科治疗

1. 手术治疗目的

彻底止血,妥善处理瘘口,清除胆血腔内的坏死组织,进行病因治疗。

2. 手术适应证

(1) 反复出现胆道大出血或者失血性休克,用非手术方法不能加以控制或纠正者。

(2) 胆道 – 血管瘘病因已经明确,需外科手术治疗才可治愈者。

(3) 伴有胆总管结石、重度化脓性胆管炎者都应考虑手术治疗。

3. 手术方式

胆管肝动脉瘤系肝动脉及其属支破裂出血者,根据病情可行肝动脉结扎术、肝叶或肝段切除术;系肝外肝动脉瘤破入胆管所导致的出血者,可采用动脉瘤内缝合术、动脉瘤切除术或动脉瘤缠扎术等;胆管门静脉瘘者,针对来自门静脉左干或右干的出血,可行门静脉干支结扎术,当肝门因水肿炎症、解剖不清或病情危重时,也可试用止血纤维、碘仿纱布条填塞止血;门静脉主干瘘者,可考虑行瘘口修补术外加 T 管引流,当缝合修补困难或填塞止血失败时,应同时行门静脉主干缝扎止血的肠系腹静脉或脾静脉与下腔静脉分流术,预防结扎门静脉主干引起的急性门静脉高压症以及并发症。

三、先天性胆管扩张症

(一) 先天性胆管扩张症概述

先天性胆管扩张症又名先天性胆总管囊肿,是一种先天性畸形,是多在婴幼儿和儿童期出现的胆管异常扩张。

(二) 先天性胆管扩张症的诊断和鉴别诊断

1. 诊断

依据幼年时期反复出现黄疸,腔部检查发现有肿块,可结合 B 超及胆管造影检查确诊。

2. 鉴别诊断

胆总管扩张须与腹膜后及腹腔内肿物鉴别，如有肾积水、畸胎瘤、肝包虫病、肝肿瘤、肠系膜以及大网膜囊肿、右侧后腹膜囊肿。胆道闭锁、腹痛注意与肠套叠、慢性肝炎、肠憩室、胆囊炎以及胆道蛔虫等相鉴别，肝内胆管囊状扩张者应与肝囊肿鉴别，以上均不难通过超声等影像学检查鉴别。

（三）先天性胆管扩张症的治疗

因胆管扩张病理情况复杂，手术治疗的方法因胆管扩张的部位、类型、并发症的不同而有所选择。胆总管扩张以切除囊状扩张胆总管行肝胆管空肠 Roux-Y 吻合术效果最佳，因为该术式可消除囊腔，改善引流，避免上行性胆道感染和囊状扩张胆管黏膜癌变。由于囊状扩张胆管肠道吻合内引流术，易发生逆行感染和引起癌变，目前使用很少。肝内胆管囊状扩张则需根据病情，行囊状扩张胆管空肠 Roux-Y 吻合术或者肝切除术。

四、胆血瘘

胆血瘘是指胆道系统与肝脏血管系统之间形成的病理性通道，其表现有血胆症和胆血症两种类型，当受累血管内压高于胆道内压时，血液经瘘管进入胆道，称为血胆症，其主要临床表现为周期性胆道出血。如受累血管压力低于胆道内压，例如肝静脉，则胆汁经瘘管进入血管，称为胆血症。

（一）胆血瘘的病理

胆血症多继发于医源性肝损伤与肝外伤，其形成的先决条件是肝脏损伤造成肝静脉以及肝胆管的破裂。因肝静脉与腔静脉相连，其静脉压力较低甚至呈负压，胆管与肝静脉间有 $1471 \sim 1961Pa$（$15 \sim 20cmH_2O$）的压力梯度，胆血瘘形成后胆汁即可经瘘管进入肝静脉反腔静脉。胆汁进入血液中引发血中直接胆红素迅速升高，同时血中胆盐浓度也增高，胆盐是较强的表面活性剂，可通过影响细胞膜脂质而造成溶血。因胆汁中的细菌及毒素进入血液，还会引起毒血症、菌血症或败血症。

(二)胆血瘘的临床表现与诊断

患者出现肝损伤后严重感染表现,黄疸加重迅速,血清总胆红素于肝损伤后数天迅速增高,血清总胆酸增高,肝脏酶学检查可因肝损伤造成的肝细胞破坏而轻度增高,但与极度增高的血清胆红素没有相关性。如果肝损伤后出现血清胆红素增高明显,但肝脏酶学检查不明显增高,应疑为此症。

确定诊断的最佳手段是 ERCP 或经 T 形管肝道造影,PTC 对此病的诊断价值目前尚不明确。B 超与 CT 有助于确定肝损伤的部位以及程度。由于压力梯度的缘故,肝静脉造影时造影剂难以进入胆道,其诊断价值不大。

(三)胆血瘘的治疗

由于胆血症保守治疗死亡率较高,手术治疗已成为主要治疗方法。基本手术方法包括:①部分肝叶切除或半肝切除后,清除肝损伤后腔隙,消灭瘘口;②经由 T 形管负压抽吸引流胆道;③填塞和引流肝破裂或者坏死腔隙,建立经皮胆道外瘘。

理论上,可以消除胆血症时存在的胆管 – 肝静脉压力梯度的方法,通常都可能促进其瘘管闭合。

五、胆囊血管瘤

腹腔内血管瘤属于良性肿瘤,由血管组织构成,主要包括海绵状血管和静脉血管瘤,前者通常见于肝脏,而生长在胆囊者极为罕见,后者多见于肠系膜、腹膜后深部组织结构中。

(一)胆囊血管瘤的病因与病理

血管瘤由中胚叶组织发展而来,胚胎早期时,以脉管内皮细胞素或细胞岛出现,随后发展为毛细血管,再经彼此连续穿通而成各种脉管。如果胚胎时期发育不正常,其原始细胞离散残存不受约束地生长,则发展成为血管瘤。

(二) 胆囊血管瘤的临床表现及诊断

临床表现没有特定的症状与体征,在文献报告的数个病例中均有右上腹痛,但是腔部没有阳性体征。胆囊静脉血管瘤,在腹部平片检查时,会发现胆囊区存在多个高密度钙化灶,形状类似于静脉结石,B超见右肝叶有 $8.3cm \times 6.7cm \times 2.7cm$ 声影以及钙化灶,血管造影对于大多数血管瘤来说可做出诊断。但是大多数静脉血管瘤除非直接穿刺静脉造影,从动脉造影则可观察到病变中有广泛的血栓形成而影响病变所在区的显影。

肝脏海绵状血管瘤含有静脉结石时,也可观察到右上腔存在多发钙化灶,难以辨别病变。CT检查有助于鉴别。

(三) 胆囊血管瘤的治疗

胆囊血管瘤具有较明显的症状,如腹痛。经治疗不能够得到缓解或解除时,应行手术治疗。

六、胆道疾病病人的护理

(一) 非手术疗法护理

(1) 心理护理。解除病人心理压力,使其配合治疗。

(2) 病情观察。注意生命体征及神志变化、腹痛及腹部体征、化验结果,记录24小时出入液量。

(3) 一般护理。饮食以低脂、高糖、高维生素,易消化饮食为宜。肝功能较好者可以给富含蛋白质饮食。病重者暂禁食、补液,取半卧位,做好口腔护理。高热者用物理降温,胆绞痛者给解痉、止痛药,注意不可使用吗啡止痛。

(4) 配合胆道特殊检查准备及检查后护理。

(二) 手术后护理

(1) 一般护理

胃肠蠕动恢复正常后依次进流质、半流质,5~7天后低脂普食,禁食期间补液。使用抗生素和保肝治疗。

（2）病情观察

注意神志和生命体征、黄疸情况和尿量、腹部症状和体征、伤口和腹腔引流情况。

（3）T管引流护理

①妥善固定，避免脱出。

②保持通畅，防止阻塞，在改变体位时注意引流管的水平高度不要超过腹部切口高度，以免引流液反流。

③注意清洁，保持无菌，定期更换外接的引流袋或引流瓶。

④观察记录胆汁量及性状。

⑤拔管：通常置管2周。拔管指征为：黄疸消退，无腹痛、发热，大便颜色正常；胆汁引流量逐渐减少，颜色为透明金黄色，无脓液、结石，无沉渣及絮状物。拔管前经T管行胆道造影，证明胆总管通畅，并试行夹管1~2天，夹管时观察腹痛、发热、黄疸三大症状，如无异常，说明胆总管通畅，可予拔管。拔管后1周内，警惕胆汁外漏甚至发生腹膜炎，观察病人体温、有无黄疸和腹痛再发作，以便及时处理。

第三节 血管外科常见动脉类疾病护理常规

一、主动脉夹层护理常规

主动脉夹层（AD）是指主动脉腔内血液从主动脉内膜撕裂口进入主动脉中膜，形成的壁内血肿沿着主动脉长轴扩展，使中膜分离，造成了主动脉真、假两腔分离的一种病理改变。

（一）主动脉夹层的护理评估

1. 术前护理评估

（1）病史。既往有无高血压及其他心血管疾病病史、遗传性疾病史。

（2）身体状况。①局部：疼痛的部位、持续时间和性质。②全身：评估患者的生命体征、意识、面色，皮肤温度、弹性及色泽，尿量变化，有无大出血休克征象。

（3）辅助检查。CTA 检查可发现破口部位。

2. 术后护理评估

（1）患肢血供及患肢远端皮肤的温度、色泽、感觉和足背动脉搏动的变化。

（2）局部伤口有无渗血、血肿情况。

（3）严密观察病情变化，监测血压，控制在 120 / 70mmHg 左右；监测心率，控制在 60～80 次 / 分。

（二）主动脉夹层的护理问题

1. 术前护理问题

（1）大出血的危险。与夹层动脉瘤破裂引起大出血有关。

（2）疼痛。与主动脉壁中层撕裂有关。

（3）焦虑、恐惧。与担忧疾病及手术预后有关。

（4）体液不足。与夹层破裂引起大出血致血容量降低有关。

2. 术后护理问题

（1）舒适的改变。与医源性限制有关。

（2）潜在并发症。出血、神经系统疾患、感染、血栓、栓塞。

（三）主动脉夹层的护理措施

1. 术前护理措施

（1）心理疏导

做好患者心理护理，使之积极配合治疗和手术。

（2）防止动脉瘤破裂

①严密观察病情变化，监测血压，控制在 120 / 70mmHg 左右；监测心率，控制在 60～80 次 / 分。②卧床休息，注意保暖，防止感冒引起的剧烈咳嗽、打喷嚏而导致腹内压增高。③进食低盐低脂易消化的食物，保持大便通畅，避免用力排便。④观察下肢皮肤颜色、温度，观察足背动脉搏动情况，以便与术后作对比。

2.术后护理措施

(1)体位与活动

术后术肢制动24小时，伤口用盐袋压迫6小时。

(2)病情观察

严密监测患者意识、生命体征，观察尿量及下肢血供情况，有无发热、胸背部疼痛，防止术后并发症发生。

(3)血栓风险评估

根据患者VTE风险评估表进行血栓风险评估，遵医嘱给予机械预防、物理预防及药物预防等相应措施。

(4)饮食指导

进食清淡、营养丰富、易消化的食物。

(5)并发症的观察及护理

①支架植入术后综合征：术后短期内患者会出现一过性C-反应蛋白升高、发热，体检时无感染证据，因原因不明故暂且称之为支架置入术后综合征。可能的原因为：移植物的异物反应、瘤腔内血栓形成后的吸收、移植物对血细胞的机械破坏、造影剂及X线辐射的影响。向患者介绍发生的原因，减轻患者的担忧和焦虑心理。

②内漏：是指置入内支架后仍有血液流入夹层假腔内，为最常见的并发症。限制患者术后过早剧烈活动。若出现疼痛突然加剧、面色苍白、血压下降，则提示有夹层破裂的可能，立即报告医生，积极组织抢救。

③血栓形成与狭窄：可发生于内支架或髂动脉、远端肢体等部位，经使用抗凝药一般可以避免，如发生血栓，根据病情进行溶栓治疗。

④支撑架移位：多由操作时定位不准确、主动脉严重迂曲所致。支撑架若移位，覆盖了肾动脉或肠系膜上动脉，可引起急性肾衰竭、高血压、低血压和急性肠坏死。术后严密观察血压、尿量、尿色，记录出入量，如患者出现少尿、无尿、血尿、剧烈腹痛等应立即通知医生处理。

⑤截瘫：是主动脉腔内隔绝术罕见的严重并发症，主要原因与脊髓根大动脉的变异有关。术后应注意观察患者的肢体活动情况。

⑥血栓脱落：术后每2小时观察1次双侧足背动脉搏动情况，采用手触摸，记录双下肢皮温、感觉、色泽的变化。若肢体温度降低、皮肤苍白、末

梢循环不良，应与术前结果进行对比，及时处理下肢急性动脉栓塞，防止肢体坏死。发现异常应及时报告医生，明确诊断后给予抗凝、扩血管及手术取栓治疗。

⑦股动脉穿刺点处血肿观察：伤口渗血情况，如大量渗血，应作常规加压包扎，无效者行外科手术治疗。

（四）主动脉夹层的健康指导

1. 术前健康指导

（1）卧床休息，避免情绪激动、剧烈运动、剧烈咳嗽等引起主动脉夹层破裂。

（2）控制血压，戒烟。

（3）进低盐低脂饮食，保持大便通畅。

（4）遵医嘱口服治疗心血管疾病的药物。

2. 术后健康指导

（1）肢体功能训练：指导患者做踝泵运动，进行功能锻炼。

（2）保持心情舒畅，适量活动，避免劳累、受凉，防止因情绪激动引起血压升高。

（3）饮食以高蛋白、高营养、高纤维素、高维生素、低脂、低盐饮食为主，多饮水，多进食蔬菜。

（4）保持大便通畅，防止便秘，防止腹内压增高。

（5）注意保暖，避免感冒咳嗽引起腹腔内压力增加。

（6）遵医嘱按时服用降压药，每日定时监测血压，如有疑问及时与医生取得联系。

（7）复查指导：出院后3个月、6个月、1年分别进行CTA复查。

（五）主动脉夹层的护理评价

（1）患者情绪稳定。

（2）患者体液平衡，生命体征平稳。

（3）患者疼痛减轻或消失。

（4）患者未发生并发症。

二、腹主动脉瘤破裂护理常规

腹主动脉瘤（AAA）是由于各种原因造成的腹主动脉局部或多处向外扩张或膨出，动脉管直径的扩张或膨出大于正常动脉管径的50%以上，是一种较为凶险的疾病。近年来，随着介入放射学的飞速发展，"腹主动脉瘤腔内隔绝术"因创伤小、术后恢复快等优点被应用于临床。

破裂性腹主动脉瘤分类：

（1）开放型。腹主动脉瘤破入腹腔中，迅速出现休克者。

（2）限制型。腹主动脉瘤破入腹膜后腔，形成腹膜后血肿，造成暂时填塞状态者。

（3）封闭型。腹主动脉瘤破裂孔较小，出血后被后腹膜组织或形成的纤维组织被膜局限、封堵者。

（一）腹主动脉瘤破裂的护理评估

1. 术前护理评估

（1）病史

询问既往有无外伤史、高血压史、吸烟史、其他心血管疾病史及家族疾病史。

（2）身体状况

①局部，腹部有无搏动性肿块及范围，腹部或腰背部有无压痛。②全身，评估患者有无意识、生命体征的改变，有无低血容量性休克、心搏骤停等表现。

（3）辅助检查

实验室检查是否正常，影像学检查是否有阳性征。

（4）心理和社会支持状况

注意了解患者及家属对疾病和手术的心理反应。

2. 术后护理评估

（1）观察严密观察病情变化，监测血压，控制在120／70mmHg左右。

（2）观察下肢血运情况：下肢远端皮肤的温度、色泽、感觉和足背动脉搏动的变化。

(3) 观察局部伤口情况：伤口有无渗血、血肿情况。

(二) 腹主动脉瘤破裂的护理问题

1. 术前护理问题

(1) 大出血的危险

与腹主动脉瘤破裂引起大出血有关。

(2) 焦虑、恐惧

与担忧疾病及手术预后有关。

(3) 疼痛

与腹主动脉瘤破裂有关。

2. 术后护理问题

(1) 舒适度的改变

与医源性限制有关。

(2) 潜在并发症

下肢动脉缺血、弥漫性渗血、感染、血栓等。

(三) 腹主动脉瘤破裂的护理措施

1. 术前护理措施

(1) 心理护理

由于腹部疼痛，患者容易产生恐惧心理，护士应及时关心安慰患者，稳定患者的情绪，使之积极配合治疗和手术。

(2) 防止动脉瘤破裂

①严密观察病情变化，监测血压，控制在 120 / 70mmHg 左右。严密观察腹痛情况，有无腰背突然剧痛、面色苍白、大汗淋漓等腹主动脉瘤破裂先兆症状。②体位与活动：卧床休息，限制活动，禁止按摩、挤压腹部，告知患者绝对禁烟。③观察皮肤颜色、温度，观察足背动脉搏动情况，以便术后比较。

2. 术后护理措施

(1) 体位与活动

术后平卧 24 小时，伤口用盐袋压迫 6~8 小时，双下肢制动 24 小时。

（2）病情观察

持续氧气吸入，心电监护，注意观察血压波动。观察有无发热、腹痛、尿量及下肢血运情况，防止术后并发症发生。术后每2小时观察1次双侧足背动脉搏动情况，用手触摸，记录双下肢皮温、感觉、色泽的变化。

（3）饮食指导

进食低脂、清淡、易消化的饮食。

（4）功能锻炼

根据患者病情及手术方式，指导患者进行功能训练。

（四）腹主动脉瘤破裂的健康指导

1. 术前健康指导

（1）卧床休息，避免剧烈运动，劳逸结合；防止腹部受外力撞击；保持乐观态度，戒烟戒酒。

（2）进食低脂、清淡、易消化的饮食，保持大便通畅。

（3）遵医嘱口服降压药物和治疗心血管疾病的药物。

2. 术后健康指导

（1）指导患者进行功能锻炼。

（2）根据病情指导患者合理膳食。

（3）嘱患者服用降压、抗凝药物和治疗心血管疾病的药物，如果有疑问及时与医生取得联系。

（4）复查指导。患者出院后3～6个月返回医院复查。

（五）腹主动脉瘤破裂的护理评价

（1）患者情绪稳定。

（2）患者体液平衡，生命体征平稳。

（3）患者疼痛减轻或消失。

（4）患者未发生并发症。

三、颈动脉狭窄护理常规

颈动脉狭窄（carotid artery stenosis）是指异常的脂质沉积到血管壁，沉积物越来越多导致内膜增生，甚至内膜下出血，由于颈动脉内膜产生粥样硬化性斑块从而导致管腔狭小，引起脑供血不足。

（一）颈动脉狭窄的护理评估

1. 健康史

患者既往有无动脉粥样硬化病史、原发性高血压病、外伤、放射性损伤及其他心脑血管疾病史。

2. 身体状况

患者有无脑部缺血症状，如头晕，记忆力、定向力减退，意识障碍，黑矇，肢体麻木或无力，伸舌偏向，言语不利等。

3. 辅助检查

颈部血管超声检查、数字减影血管造影（DSA）。

4. 心理和社会支持状况

注意了解患者及家属对疾病的认识与反应。

（二）颈动脉狭窄的护理问题

1. 高危险性伤害

有跌倒的危险。

2. 焦虑

与担心手术及手术预后有关。

3. 有皮肤完整性受损的危险

与术后长期卧床有关。

4. 知识缺乏

缺乏对该疾病的了解。

5. 潜在并发症

脑高灌注综合征、脑卒中等。

（三）颈动脉狭窄的护理措施

1. 病情观察

严密观察患者意识、瞳孔及生命体征的变化。

指导患者头晕时卧床休息，取仰卧位或侧卧位，颈部避免按压，避免剧烈运动。活动或改变体位时注意安全，家属陪伴，床头有防跌倒标识，必要时协助生活护理，防止发生意外伤害。术后观察患者下肢皮肤颜色及温度，足背动脉搏动情况。

2. 心理护理

讲解疾病知识，消除患者的恐惧和焦虑情绪。

3. 用药指导

使用抗凝药物时，密切观察患者有无出血倾向。

4. 饮食指导

嘱患者进食低盐低脂、低热量、高蛋白、高纤维、富含维生素食物。

(四) 颈动脉狭窄的健康指导

(1) 积极控制脑血管危险因素，戒烟戒酒、控制体重、血压、血糖。

(2) 养成良好的工作、休息和饮食习惯。

(3) 出院后 1 ~ 3 个月到医院复查。

(五) 颈动脉狭窄的护理评价

(1) 患者症状改善，生命体征平稳。

(2) 患者无危险性伤害发生。

(3) 患者焦虑、恐惧减轻。

(4) 患者未发生并发症。

四、急性肠系膜血管闭塞护理常规

急性肠系膜血管闭塞是指各种原因引起的肠系膜血管闭塞，血流减少，从而导致肠壁营养障碍的一类疾病。其中以发生于肠系膜动脉，特别是肠系膜上动脉为多见，导致肠系膜血管急性血循环障碍、肠管缺血坏死，引起血运性肠梗阻，主要由肠系膜上动脉栓塞、肠系膜上动脉血栓形成、肠系膜上静脉血栓形成所引起。

急性肠系膜上动脉栓塞：是指栓子进入肠系膜上动脉发生栓塞，导致肠系膜上动脉急性闭塞、肠缺血、坏死等一系列病理生理过程。

急性肠系膜上动脉血栓形成：多发生于严重动脉硬化性闭塞症的患者，肠系膜上动脉起始或其全程因血管硬化而狭窄，产生慢性肠缺血表现。

急性肠系膜上静脉血栓形成：肠系膜上静脉血栓形成后导致肠管静脉闭塞，静脉回流障碍，发病虽缓慢，但易导致出血性肠梗死，当涉及肠管范围广泛时，起病急骤，病死率很高，是一种危重的急腹症。

(一) 急性肠系膜血管闭塞的护理评估

1. 术前护理评估

（1）健康史和相关因素

了解患者的一般情况，如病因、既往史；腹痛、腹胀、呕吐、停止排气排便等症状的初发时间、程度、是否进行性加重；呕吐物、排泄物的量及性状。

（2）身体状况

①局部：评估有无腹部压痛及其程度，有无腹膜刺激征及其程度和范围。②全身：有无出现脱水和休克征象。

（3）辅助检查

各项检查结果是否提示水、电解质和酸碱平衡紊乱，了解 CT、MRI、B 超、动脉造影等检查结果有无阳性发现。

（4）心理和社会支持状况

评估患者的心理状态，有无过度焦虑或恐惧；患者及家属对患者经济和心理的支持程度。

2. 术后护理评估

评估患者有无发生肠坏死、腹腔感染等并发症，胃肠减压是否通畅有效，引流液的颜色、量及性状。

(二) 急性肠系膜血管闭塞的护理问题

（1）疼痛。与肠道血供减少或肠道缺血性坏死等有关。

（2）营养失调。低于机体需要量。

（3）焦虑。与疾病所致不适及担心预后有关。

（4）体液不足。与呕吐、禁食、胃肠减压等有关。

(5) 活动无耐力。与钾代谢异常导致肌无力、软瘫有关。

(三) 急性肠系膜血管闭塞的护理措施

1. 术前护理措施

(1) 心理护理

此病往往发病突然，腹痛剧烈且病情发展快，患者缺乏思想准备，担心不能得到及时的治疗或预后不良，表现出紧张、恐惧等。因此对此类患者护士应予以关心，告知有关疾病的知识，稳定患者情绪，以配合治疗和护理。

(2) 病情观察

密切观察患者生命体征及腹部体征，定时测量血压、心率等，及时发现病情变化。告知患者禁食，行胃肠减压，并观察记录胃管引流液的颜色、性状和量。建立静脉通道，保持患者的水、电解质、酸碱平衡。

(3) 疼痛护理

密切观察患者疼痛的性质、程度、范围等，若由绞痛转变为持续痛，则提示肠坏死的可能，应引起高度重视；对已明确诊断者，遵医嘱适当给予镇痛药缓解疼痛，以安定患者的紧张情绪。

(4) 药物护理

使用抗凝溶栓药物期间，要密切关注患者有无出血倾向，如穿刺点、切口、鼻、牙龈等部位有无异常出血及血尿、黑粪等，定期监测凝血功能。

2. 术后护理措施

(1) 病情观察

给予持续心电监护、吸氧，密切观察患者神志、生命体征和腹部体征的变化。

(2) 饮食护理

术后继续胃肠减压、禁食，给予补液支持治疗，待患者排气后可开始进少量流食。低血钾患者指导其进食含钾高的食物 (新鲜水果和蔬菜、蛋类、橘子汁、番茄汁等) 和口服氯化钾，但是口服氯化钾可引起胃肠道反应，服用前需要大量饮水。

(3) 休息与活动

病情允许的情况下，鼓励患者早期下床活动，以促进肠蠕动恢复，防止肠粘连和深静脉血栓形成。

（四）急性肠系膜血管闭塞的健康教育

（1）饮食指导。嘱患者注意饮食，不吃生冷辛辣刺激性食物及不易消化食物；进食量应逐渐增加，切忌过饱，以免增加肠道负担和血供需求；保持大便通畅。

（2）行为指导。嘱患者戒烟限酒，适量运动，限制体力劳动，避免负重。

（3）用药指导。嘱患者服用药物，学会自我观察。

（4）出院指导。嘱患者出院后半个月至1个月到医院复查，若有腹痛、腹胀、停止排气排便等不适及时就诊。

（五）急性肠系膜血管闭塞的护理评价

（1）患者疼痛缓解。
（2）患者体液平衡。
（3）患者情绪稳定。
（4）患者能有效进行功能锻炼。

五、急性动脉栓塞护理常规

急性动脉栓塞（acute arterial embolism）是指栓子自心脏或近心端大动脉壁脱落，被血流冲向远端，停留在直径小于栓子的动脉内，导致肢体或内脏器官的急性缺血甚至坏死的一种病理过程。

临床表现为"6P"症状：疼痛（pain）、麻痹（paralysis）、运动障碍（dyskinesia）、苍白（pallor）、冰冷（poikilothermia）和无脉（pulselessness）。

（1）疼痛。大多是剧烈疼痛，部分可仅感酸痛，个别无痛感。

（2）麻痹。患肢远端呈袜套形感觉丧失区，由周围神经缺血引起。

（3）运动障碍。栓塞时间长，已有周围神经损害及肌组织的缺血坏死时，可引起指、趾感觉异常。

（4）苍白。由于组织缺血，皮肤乳头层下静脉丛血流排空，皮肤呈蜡样苍白。

（5）冰冷。皮温可降低 3~5℃。

(6) 无脉。栓塞部位的动脉有压痛，栓塞以下后动脉搏动消失或减弱。

(一) 急性动脉栓塞的护理评估

1. 术前护理评估

(1) 病史

既往有无心血管系统疾病史、手术史、外伤史、长期在湿冷环境下工作史。

(2) 身体状况

①局部评估：肢体疼痛的程度、性质、时间；患肢皮温、颜色、感觉、足背动脉搏动情况；患肢（趾、指）有无坏疽、溃疡、感染。②全身评估：患者的生命体征、意识、精神状态等。

(3) 辅助检查

彩色多普勒超声、动脉造影。

(4) 心理和社会支持状况

患者的心理承受力，家庭成员能否给予患者足够的支持。

2. 术后护理评估

(1) 患肢血循环情况

患肢远端皮肤温度、颜色、感觉和足背动脉搏动情况。

(2) 局部伤口情况

患者有无体温升高，局部伤口渗血、渗液情况。

(二) 急性动脉栓塞的护理问题

1. 术前护理问题

(1) 疼痛

与患肢缺血、组织坏死有关。

(2) 焦虑与恐惧

与患肢突发剧烈疼痛、急诊手术或患肢坏死、肢体丧失的威胁有关。

(3) 知识缺乏

缺乏疾病的相关知识。

2.术后护理问题

（1）有管路滑脱的危险

与使用溶栓导管、鞘管有关。

（2）舒适的改变

与术后肢体制动、卧床有关。

（3）潜在并发症

出血或血肿、血管损伤、再灌注损伤、肾衰竭等。

（三）急性动脉栓塞的护理措施

1.术前护理措施

（1）心理护理

医护人员应极大地同情、关心、体贴患者，耐心做好患者的思想工作，讲解疾病有关知识使其配合治疗和护理。

（2）疼痛护理

患肢低于心脏，血流的灌注增加可以减轻患肢缺血引起的疼痛。根据患者疼痛程度，医护人员遵医嘱给予镇痛处理。

（3）患肢护理

患肢保暖，禁用热水袋直接加温，以免加重患肢的缺血。保持足部清洁干燥，避免抓痒，以免造成开放性伤口。

2.术后护理措施

（1）体位

患肢平置或低于心脏水平15° 左右，卧床时避免被子对患肢末梢的压迫，可用支被架，注意保暖，避免血管收缩。

（2）病情观察

医护人员密切观察患者病情变化，监测生命体征变化及血氧饱和度，观察尿量、神志变化，注意检测肾功能、电解质变化。观察患肢的血供恢复情况，包括温度、颜色、足背动脉搏动及疼痛感觉较术前有无缓解。

（3）术后护理

置管溶栓术后双下肢制动，协助患者翻身防止发生压力性损伤，翻身时协助患者轴线翻身，即身体长轴在同一水平线上的翻身；鼓励患者在床上做足背屈伸活动，促进下肢静脉血液的回流。

（4）导管护理

妥善固定，防止移位，避免打折阻塞；定时巡视，检查导管连接是否牢固；若发现导管有渗血、渗液时应及时通知医生进行更换。

（5）手术切口部位的观察

注意切口部位有无渗血或血肿形成，肢体疼痛、麻木、肿胀等情况，防止发生术后动脉闭塞或血栓形成。

（6）药物护理

术后应遵医嘱使用抗凝药物。应用抗凝药物期间应教会患者学会识别出血倾向，同时定期监测凝血时间，根据监测结果调整药物用量。

（7）饮食护理

指导患者戒烟戒酒，进低盐低脂、清淡、易消化饮食，保持大便通畅。

（四）急性动脉栓塞的健康指导

1. 术前健康指导

（1）患肢禁止冷、热敷。

（2）避免久坐或久站，戒烟，穿宽松的衣裤和鞋袜。

（3）遵医嘱口服抗凝药物和治疗心脏疾病的药物。

2. 术后健康指导

（1）嘱患者术后平置患肢或低于心脏水平15°左右，注意保暖，并防止局部烫伤。

（2）嘱患者进高蛋白、高维生素、低盐低脂、低胆固醇、清淡饮食。

（3）告知患者严格按医嘱服用抗凝药物，服用期间定期检查凝血功能，如有疑问及时与医生联系。

（4）复查指导。嘱患者出院后3~6个月复查，不适随访。

（五）急性动脉栓塞的护理评价

（1）患者患肢疼痛减轻。

（2）患者情绪稳定，配合治疗。

（3）患者了解本病相关知识。

（4）患者未发生管路滑脱。

（5）患者未发生并发症。

六、下肢动脉硬化闭塞症护理常规

下肢动脉硬化闭塞症（arterioslerosis obliterans，ASO）是全身性动脉粥样硬化在肢体局部的表现，是全身性动脉内膜及中层呈退行性、增生性改变，使动脉壁增厚、僵硬、迂曲和失去弹性，继发性血栓形成，引起动脉管腔狭窄，甚至发生阻塞，使肢体出现相应的缺血症状的疾病。

（一）下肢动脉硬化闭塞症的护理评估

1. 健康史

患者年龄、性别，有无心脏病、高血压、高胆固醇血症及长期大量吸烟史，有无糖尿病病史，有无感染、外伤史，有无长期在湿冷环境下工作史。

2. 身体状况

（1）患肢疼痛的程度、性质、持续时间。

（2）患肢皮肤温度、颜色、感觉、足背动脉搏动情况。

（3）患肢（指、趾）有无坏疽、溃疡与感染。

3. 辅助检查

了解患者动脉闭塞的部位、范围、性质、程度及侧支循环建立情况。

4. 心理和社会支持状况

评估患者的心理反应，患者对预防本病发生的有关知识的了解程度，患者的家庭及社会支持系统对患者的支持帮助能力。

（二）下肢动脉硬化闭塞症的护理问题

1. 疼痛

与患肢缺血、组织坏死有关。

2. 活动无耐力

与患肢远端供血不足有关。

3. 焦虑

与疾病久治不愈有关。

4. 有皮肤完整性受损的危险

与肢端坏疽、脱落有关。

5. 知识缺乏

缺乏患肢锻炼方法的知识及足部护理知识。

6. 潜在并发症

出血、远端栓塞。

(三)下肢动脉硬化闭塞症的护理措施

1. 心理护理

肢端疼痛和坏死使患者产生痛苦和抑郁心理，应向患者讲解疾病有关知识，改变患者认知，使其主动配合治疗及护理。

2. 患肢护理

原则是改善下肢血液循环，避免用热水袋或热水给患肢直接加温。观察患肢远端的皮温、颜色、感觉和脉搏强度以判断血管通畅度，保暖患肢，避免肢体暴露于寒冷环境中，以免血管收缩。取合适体位，患者睡觉或休息时取头高足低位，防止动、静脉受压阻碍血流。保持足部清洁干燥，每天用温水洗脚，避免抓痒，以免造成开放性伤口和继发感染。如有皮肤溃疡或坏死，保持溃疡部位的清洁，避免受压及刺激，加强创面换药，并遵医嘱应用抗感染药物。

3. 疼痛护理

早期轻症患者可用血管扩张药治疗，对疼痛剧烈的中、晚期患者常需要使用麻醉性镇痛药。若疼痛难以缓解，可用连续硬膜外阻滞方法镇痛。

4. 功能锻炼

鼓励患者每天步行，指导患者进行 Buerger 运动，促进侧支循环的建立，以疼痛的出现作为活动量的指标。

5. 药物护理

主要应用抗凝药物防止血栓形成，做好抗凝护理。

6. 饮食护理

患者进低盐低脂饮食，合理饮食防止便秘。

7. 功能锻炼

患者卧床制动,在床上做踝泵运动,促进下肢静脉血液回流。

(四)下肢动脉硬化闭塞症的健康指导

1. 心理指导

指导患者减轻焦虑、抑郁情绪,配合手术。

2. 饮食指导

进高蛋白、高维生素、低脂、低胆固醇、清淡饮食。

3. 行为指导

严格戒烟,消除烟碱对血管收缩作用。患肢适当保暖,禁止冷、热敷。肥胖者减轻体重。采用 Buerger 法功能锻炼,促进侧支循环的建立。

4. 用药指导

抗凝、抗血小板、降脂等药物治疗,定期复查。

(五)下肢动脉硬化闭塞症的护理评价

(1)患者患肢疼痛减轻。

(2)患者情绪稳定,配合治疗。

(3)患者周围组织灌注良好。

(4)患者能自我进行患肢及足部的锻炼和护理。

七、假性动脉瘤破裂护理常规

假性动脉瘤是指动脉管壁被撕裂或穿破,血液自此破口流出,被动脉邻近的组织包裹而形成血肿,多由于创伤所致。

动脉瘤易发生在周围动脉、内脏动脉和腹主动脉。

(一)假性动脉瘤破裂的护理评估

1. 辅助检查

(1)实验室检查

凝血筛选可出现凝血酶原时间延长、纤维蛋白原降低等。

（2）血管超声

可清楚显示动脉瘤的形态、结构、大小。

（3）CTA

更为准确。具有无创、动脉瘤与周围组织关系显示清楚等优点，能显示出动脉瘤大小、瘤内附壁血栓情况等。

（4）动脉造影

是诊断的金标准，尤其是拟行手术的患者，可清楚地显示动脉瘤及周围情况，尤其是流入道、流出道的情况，可指导血管重建。

2. 术前护理评估

（1）健康史

患者的年龄、性别，有无高血压及动脉粥样硬化病史，有无长期吸烟、饮酒史等。

（2）身体状况

患者发现肿块的时间、部位，开始时肿块的大小及生长速度。

（3）心理和社会支持状况

疾病是否影响患者生活及工作，有无导致焦虑。

3. 术后护理评估

（1）手术情况，手术和麻醉方式。

（2）患者神志、生命体征及肢体活动情况。

（3）局部伤口情况。

(二) 假性动脉瘤破裂的护理问题

（1）休克。与瘤体破裂有关。

（2）恐惧、焦虑。与担心手术及预后有关。

（3）知识缺乏。缺乏本病的相关知识。

（4）潜在并发症。神经损伤、吻合口破裂等。

（三）假性动脉瘤破裂的护理措施

1. 术前护理措施

（1）心理护理

向患者讲解疾病有关知识，消除其恐惧、焦虑心理。

（2）病情观察

密切监测生命体征，监测控制血压在 120／70mmHg；观察瘤体及患肢血供，患肢禁止压迫、穿刺及测血压，防止瘤体破裂。观察瘤体大小、硬度、局部皮肤温度及颜色变化控制并保持血压稳定，防止因血压过高而致瘤体破裂出血，判断瘤体有无感染及破裂出血等迹象，并及时做好对症处理。

2. 术后护理措施

（1）术肢制动 24 小时，穿刺点盐袋压迫 6 小时。

（2）观察术肢末梢端血供情况及动脉搏动情况。

（3）术后预防血栓形成，遵医嘱服用抗凝药物，下肢行踝泵运动。

（四）假性动脉瘤破裂的健康指导

1. 饮食指导

进食低盐、低胆固醇食物，多食新鲜蔬菜和水果，保持大便通畅。

2. 行为指导

指导患者适当活动，注意休息，养成良好的生活习惯，避免过度劳累及精神高度紧张，戒烟酒。

3. 复查指导

出院后 3～6 个月复查，不适随访。

（五）假性动脉瘤破裂的护理评价

（1）患者无意外伤害发生。

（2）患者焦虑程度减轻。

（3）患者能掌握疾病的相关知识。

（4）患者术后无并发症的发生。

八、血栓闭塞性脉管炎护理常规

血栓闭塞性脉管炎（thromboangiitis obliterans）又称为 Buerger 病，是一种以中、小动脉节段性、非化脓性炎症和动脉腔内血栓形成特征的慢性闭塞性疾病，主要侵袭四肢尤其是下肢的中小动脉和静脉，引起患肢远侧段缺血性病变。临床表现视血管受累、病变程度、局部缺血情况及侧支循环是否建立而定。常见症状为疼痛、肢体发凉、感觉异常、皮肤色泽改变、动脉搏动减弱或消失、肢端溃疡和坏疽。

(一) 血栓闭塞性脉管炎的护理评估

1. 既往史

是否有吸烟史，是否有血管神经调节障碍、寒冷损伤、外伤、前列腺功能紊乱等病史。

2. 身体状况

(1) 局部

肢体疼痛的程度、性质、时间；患肢皮温、颜色、感觉、足背动脉搏动情况；患肢 (趾、指) 有无坏疽、溃疡、感染。

(2) 全身

评估患者的生命体征、意识、精神状态等。

3. 辅助检查

下肢血管彩超检查。

4. 心理和社会支持状况

患者的心理承受力，对预防本病的有关知识的了解程度，家庭成员能否给予患者足够的支持。

(二) 血栓闭塞性脉管炎的护理问题

(1) 疼痛。与患肢缺血、组织坏死有关。

(2) 焦虑。与疾病久治不愈有关。

(3) 活动无耐力。与患肢远端供血不足有关。

(4) 组织完整性受损。与肢端坏疽有关。

（5）知识缺乏。缺乏患肢锻炼方法的知识及本病的预防知识。

（6）潜在并发症。继发性血栓形成、静脉回流障碍等。

（三）血栓闭塞性脉管炎的护理措施

1. 心理护理

由于肢端疼痛和组织缺血坏死，使患者产生痛苦和抑郁心理，医护人员应鼓励安慰患者，助其建立战胜疾病的信心，使之积极配合治疗和护理。

2. 病情观察

观察血压、脉搏、体温、呼吸生命体征情况，观察患肢远端的皮肤温度和色泽、感觉和脉搏强度以判断血管通畅度。

3. 疼痛护理

患肢低于心脏，血流的灌注增加可以减轻患肢缺血引起的疼痛。根据疼痛程度，遵医嘱给予镇痛处理。

4. 患肢护理

患肢保暖，禁用热水袋直接加温，以免加重患肢的缺血。保持足部清洁干燥，避免抓痒，以免造成开放性伤口。

5. 功能锻炼

指导患者进行 Buerger 运动，促进侧支循环的建立。鼓励患者步行锻炼，以疼痛的出现作为活动量的指标。有以下情况时不宜运动：运动将增加组织耗氧；动脉或静脉血栓形成时，运动可致血栓脱落造成栓塞。

6. 健康指导

指导患者戒烟戒酒，进低盐低脂、清淡、易消化饮食。

（四）血栓闭塞性脉管炎的健康指导

（1）患肢注意保暖，禁止冷、热敷。休息时取头高足低位，使血液容易灌注至下肢，避免长时间同一姿势不变及双膝交叉，以免影响血液循环。进行 Buerger 运动，促进侧支循环的建立。保护足部，保持足部清洁、干燥，皮肤瘙痒时避免用手抓，可涂拭止痒药膏。

（2）严禁吸烟，穿宽松的衣裤和鞋袜。

（3）进高蛋白、高维生素、低盐低脂、低胆固醇、清淡饮食。

(4) 遵医嘱口服抗凝药物和治疗心脏疾病的药物。

(5) 复查指导：出院后 3～6 个月复查，不适随访。

(五) 血栓闭塞性脉管炎的护理评价

(1) 患者患肢疼痛的程度减轻。

(2) 患者焦虑程度缓解，积极配合治疗。

(3) 患者了解本病相关知识。

(4) 患者未发生管路滑脱。

(5) 患者未发生并发症。

第四节　血管外科常见静脉类疾病护理常规

一、肺栓塞护理常规

肺栓塞（pulmonary embolism，PE）是指静脉系统或右心内形成的血栓脱落，或肺动脉内血栓形成，血栓栓塞肺动脉主干或其分支动脉，致使所供应的肺组织循环障碍而引起的病理生理征。肺栓塞是一种继发性疾病，主要病因是由于肢体或盆腔静脉血栓形成后脱落所致。

肺循环又称小循环，是指流回右心房的静脉血射入肺动脉，流至肺泡周围的毛细血管网进行气体交换，使静脉血经氧合成为含氧丰富的动脉血，经肺静脉流回左心房的过程。其主要功能是完成气体交换。

(一) 肺栓塞的护理评估

1. 术前护理评估

(1) 健康史

患者的一般情况，有无心血管疾病及手术史，有无外伤史及出血性疾病、静脉穿刺、恶性肿瘤史。

(2) 身体状况

①局部，患者咳嗽胸痛的程度、持续时间、呼吸频率的改变、咳血量的情况。②全身，有无神志、呼吸、脉搏、血压、尿量等生命体征的改变。

（3）心理和社会支持状况

患者对疾病预后所产生的恐惧、焦虑程度和心理承受能力，家人对患者的支持程度。

2.术后护理评估

（1）患者的呼吸、胸痛情况。

（2）局部穿刺点情况，有无渗血和血肿情况。

（二）肺栓塞的护理问题

1.术前护理问题

（1）低效型呼吸形态。与肺栓塞有关。

（2）预感性悲哀。与担忧疾病预后和生存期限有关。

（3）疼痛。与肺组织缺血坏死有关。

2.术后护理问题

（1）低效型呼吸形态。与肺栓塞有关。

（2）舒适的改变。与手术有关。

（三）肺栓塞的护理措施

1.术前护理措施

（1）心理护理

给予患者精神安慰及心理支持，增加患者的安全感，消除紧张情绪，使其积极配合治疗。

（2）急救护理

由于肺栓塞发病急，甚至可能造成患者猝死，因此，要密切观察病情变化，及时发现，并做好急救护理。

①密切观察病情变化：如患者出现胸痛、呼吸困难、咯血、血压下降等症状立即通知医生，绝对卧床休息并制动，避免剧烈的翻身和搬动，防止栓子脱落。若患者出现呼吸心搏骤停，立即进行心肺复苏。

②持续心电监护：密切监测呼吸、脉搏、心率、血压、血氧饱和度的变化。血氧饱和度保持95%以上。

③持续高流量吸氧：给予面罩吸氧6～8L／min，必要时行气管内插管。

④迅速建立静脉通道：遵医嘱使用抗凝、溶栓药物，密切观察患者意识及瞳孔的变化，以判断有无颅内出血。

⑤休息与活动：绝对卧床休息并制动，禁止热敷、按摩患肢，防止栓子脱落。

2. 术后护理措施

(1) 体位。采取平卧位，术肢制动。

(2) 持续氧气吸入、心电监护，监测血氧饱和度的变化。血氧饱和度保持95%以上。

(3) 观察并记录病情。

(4) 遵医嘱给予药物控制疼痛，增进舒适度。

(5) 指导患者进低脂、高蛋白、富含维生素饮食，多饮水，保持大便通畅。

(6) 根据患者的恢复情况进行术后康复指导，实施出院计划。

(四) 肺栓塞的健康指导

1. 术前健康指导

(1) 呼吸功能训练：根据手术方式，指导患者进行呼吸训练，教会患者有效咳嗽，告知患者戒烟的重要性和必要性。

(2) 床上排泄训练：根据病情指导患者练习在床上使用便器排便。

(3) 饮食指导：控制体重，多饮水，保持大便通畅。

2. 术后健康指导

(1) 肢体功能训练。有深静脉血栓形成病史者，平时注意抬高患肢，行踝泵运动，促进静脉回流，防止静脉血栓形成。

(2) 饮食指导。根据病情指导患者适量活动，合理膳食。

(3) 药物指导。告知患者严格按医嘱服用药物。有深静脉血栓形成病史者应在医生的指导下行抗凝治疗，在抗凝期间，指导患者自我观察有无出血倾向，定期检查出凝血时间。

(4) 指导患者出院后半个月至1个月至医院复查，若发现有胸痛、胸闷、呼吸困难、咯血等症状时及时就诊。

(五)肺栓塞的护理评价

(1)患者呼吸形态正常。

(2)患者焦虑减轻。

(3)患者疼痛减轻。

二、上肢静脉血栓护理常规

上肢静脉血栓是指肢体因损伤、血液凝固性增加、血流滞缓等因素而致管腔内血栓阻塞产生静脉炎症和血流受阻等一系列症状，又有血栓静脉炎之称。其是以上肢肿胀、疼痛、皮肤青紫和功能障碍为主要表现的一组综合征。

(一)上肢静脉血栓的护理评估

1. 健康史

有无外伤手术史，有无输液、感染、出血性疾病史等。

2. 身体状况

(1)局部

上肢发生疼痛、肿胀的时间，肱动脉、桡动脉搏动有无减弱消失，皮温、颜色有无改变。

(2)全身

非手术治疗期间有无出血倾向及治疗效果。

3. 辅助检查

上肢血管彩超、静脉造影。

4. 心理和社会支持状况

突发的上肢肿胀、疼痛有无引起患者的焦虑、恐惧；患者及家属对预防本病发生的有关知识的了解程度。

(二)上肢静脉血栓的护理问题

(1)疼痛。与上肢静脉血栓形成致血流不畅有关。

(2)知识缺乏。缺乏预防本病发生的知识。

(3) 潜在并发症。出血、血栓再形成。

(三) 上肢静脉血栓的护理措施

1. 心理护理

讲解疾病的相关知识，消除患者的恐惧与焦虑情绪。

2. 病情观察

给予心电监护，观察有无胸痛、心悸、呼吸困难等症状，密切观察生命体征。嘱患者卧床休息 7 ~ 14 天，抬高患肢 20°~30° ，肘关节处于微屈曲抬高状态，以促进血液回流。每日测量患肢、健肢同一水平的臂围，观察对比患肢消肿情况，并观察患肢皮肤颜色、温度、感觉及桡动脉搏动情况，做好记录以利于判断疗效。患者疼痛，必要时给予镇痛处理。

3. 药物护理

抗凝治疗期间注意观察患者有无出血倾向，遵医嘱定期检查凝血功能。

4. 饮食护理

指导患者进低盐低脂、清淡饮食为宜，保证水分的摄入，以降低血液黏稠度。

(四) 上肢静脉血栓的健康指导

(1) 患肢禁止冷、热湿敷，按摩。

(2) 进低脂、清淡饮食，戒烟戒酒。

(3) 在使用抗凝药物治疗期间指导患者观察有无牙龈出血、鼻出血、皮下出血、血尿、血便等，遵医嘱监测相关血指标。

(4) 复查指导。出院后 3 ~ 6 个月定期复查，如有不适及时就医。

(五) 上肢静脉血栓的护理评价

(1) 患者疼痛缓解。

(2) 患者能正确描述本病相关知识及预防知识。

(3) 患者未发生并发症。

三、下肢深静脉血栓护理常规

下肢深静脉血栓形成是指血液在深静脉血管内不正常的凝结，阻塞静脉管腔，导致静脉回流障碍。

(一)下肢深静脉血栓的护理评估

1. 术前护理评估

(1)健康史

有无手术史、心血管系统疾病史，有无孕产史，有无长期卧床、输液史。

(2)身体状况

①局部，患肢肿痛的时间、部位，患肢肿胀和浅静脉扩张的程度，患肢皮温、颜色、感觉、足背动脉搏动情况。②全身，评估患者的生命体征、意识、精神状态等。

(3)辅助检查

了解深静脉血栓形成的部位、范围和形态等。

2. 术后护理评估

(1)患肢血循环情况

患肢远端皮肤的温度、色泽、感觉和足背动脉搏动的变化。

(2)局部情况

局部穿刺点有无红、肿、压痛等感染征象。

(二)下肢深静脉血栓的护理问题

1. 术前护理问题

(1)疼痛。与下肢深静脉血栓形成致血流不畅有关。

(2)知识缺乏。缺乏疾病的相关知识。

2. 术后护理问题

(1)舒适的改变。与手术有关。

(2)潜在并发症。出血、血栓再形成。

(三) 下肢深静脉血栓的护理措施

1. 术前护理措施

(1) 卧床休息与控制疼痛

急性期绝对卧床休息 10 ~ 14 天，患肢禁止热敷、按摩，以免血栓脱落，抬高患肢高于心脏水平 20 ~ 30cm。严重疼痛时，遵医嘱给予镇痛药。10 ~ 14 天后可下床活动，行足部屈伸运动，促进静脉回流。

(2) 心理护理

给予心理护理使其情绪稳定，能配合治疗和护理。

(3) 病情观察

①肺动脉栓塞：是下肢深静脉血栓形成最严重的并发症，严重者威胁患者的生命。患者如果出现胸痛、心悸、呼吸困难等症状，立即给予平卧，避免做深呼吸、咳嗽、剧烈的翻身活动，报告医生，并给予持续心电监测和高浓度氧气吸入，密切观察患者生命体征及血氧饱和度的变化，积极抢救。

②测量肢体周径：下肢肿胀是最主要的症状，每日定时定位测量肢体周径，一并记录。严密观察肢体有无股青肿、股白肿出现，一旦发生，及时报告医生并行术前准备。

(4) 药物护理

治疗期间观察患者有无牙龈出血、鼻出血、皮肤紫癜及血尿、血便等情况。

(5) 饮食护理

患者进粗纤维低脂饮食，保持大便通畅，避免腹内压增高，影响下肢静脉回流。

2. 术后护理措施

(1) 观察

密切观察患者病情变化，绝对卧床休息并制动，制动解除后抬高患肢30°。

(2) 监测

持续心电监护，密切监测患者生命体征、血氧饱和度的变化。观察穿刺点伤口有无出血、渗血，观察患肢远端皮温、色泽、感觉和脉搏强度以判断术后血管通畅程度、肿胀消退情况等。

（3）观察患者意识及瞳孔的变化

遵医嘱使用抗凝、溶栓药物，密切观察患者意识及瞳孔的变化，以判断有无颅内出血。

（4）康复护理

行空气压力仪治疗，促进静脉回流，防止新的血栓形成。选择适当的压力和模式，治疗过程中加强巡视。

（5）并发症的观察及护理

①出血：由于术中或术后使用抗凝剂或溶栓剂，导致机体处于低凝状态，容易引起出血，术后出血多以渗血为主。发现伤口渗血或大片皮下淤血，伤口迅速肿胀时，应立即报告医生处理。少量伤口渗血时，在排除抗凝剂或溶栓剂过量作用后，可给予伤口加压包扎。出血量大时，应立即给予手术止血。出血控制后，可继续使用抗凝剂、溶栓剂治疗。

②血栓再形成：术后血栓再形成的概率较高。在护理中，可有针对性地给予观察和预防：a. 加强抗凝措施。严格执行医嘱，保证抗凝药物及时、准确地输入。抗凝治疗应不少于6个月。b. 做好患肢护理。用弹性绷带包扎或穿弹力袜，可迫使下肢浅静脉血流入深静脉，使下肢深静脉血流增多、增快。向患者详细讲述使用弹性绷带及弹力袜的意义，并教会患者使用方法，使用时间3个月以上。c. 加强功能锻炼。向患者解释术后功能锻炼的重要性，可预防血栓再形成，使其主动配合治疗。卧床期间，教会患者慢节奏地用力行足背伸屈运动，每日数十次，每次3~5分钟，可有效地发挥小腿肌肉泵的作用，有利于下肢静脉血回流。

（四）下肢深静脉血栓的健康指导

1. 术前健康指导

（1）患肢禁止冷、热敷。

（2）避免久站或久坐，戒烟，穿宽松的衣裤和鞋袜。

（3）进低脂、清淡饮食。

（4）遵医嘱口服抗凝药物和治疗心脏疾病的药物。

2. 术后健康指导

(1) 肢体功能训练：根据患者病情及手术方式，指导患者进行功能锻炼。

(2) 根据病情指导患者适量活动，合理膳食。

(3) 告知患者严格按医嘱服用药物，如有疑问及时与医生取得联系。

(4) 复查指导：出院后半个月至 1 个月到医院复查。

(五) 下肢深静脉血栓的护理评价

(1) 患肢疼痛减轻。

(2) 患者能正确描述本病发生的有关知识。

(3) 患者未发生并发症。

四、置管溶栓护理常规

置管溶栓目的：采用血管腔内介入治疗，通过针眼将溶栓导管置入血栓内，溶栓导管工作段充满侧孔，将溶栓药均匀直接喷注到血栓中，溶解已经形成的血栓，恢复血管通畅。

(一) 置管溶栓的护理评估

1. 术前护理评估

(1) 患者意识、配合程度。

(2) 溶栓药物过敏史，近 2～4 周内有无活动性出血，近期是否做过大手术、严重的外伤、严重的肝肾功能不全等。

(3) 心理和社会支持状况。

2. 术后护理评估

(1) 患者的意识和生命体征状况，有无出血倾向。

(2) 置鞘管及溶栓导管后，评估导管是否固定妥善、通畅，是否有管路滑脱的危险，必要时给予约束带行保护性约束。

(3) 评估患肢肿痛的时间、部位，皮肤温度、颜色、感觉，足背动脉搏动情况；患肢 (趾、指) 有无坏疽、溃疡、感染；溶栓治疗后情况。

(4) 穿刺点有无出血、渗液、感染征象。

（二）置管溶栓的护理问题

（1）有出血的危险。与使用溶栓药物有关。

（2）有管路滑脱的危险。与置鞘管及溶栓导管有关。

（3）知识缺乏。缺乏置管溶栓术后的相关知识。

（4）皮肤完整性受损。与肢体制动，卧床有关。

（三）置管溶栓的护理措施

1. 休息与活动

患者绝对卧床休息，置管期间穿刺肢体及溶栓肢体需要制动，不能弯曲；翻身时协助患者轴线翻身，背部垫翻身垫，即身体长轴在同一水平线上翻身。

2. 病情观察

密切观察患者生命体征、意识状况，有无头痛、腹痛。患肢皮温、颜色、肿胀情况，肢端颜色，足背动脉搏动情况，对痛痒刺激反应情况。

3. 用药护理

遵医嘱准确、及时使用溶栓、抗凝药物。目前临床上最常用的溶栓药物为尿激酶，具有起效快、效果好、不良反应少的特点；常用的抗凝药为肝素。溶栓期间及时观察患者有无皮下出血、鼻出血、牙龈出血、血便、血尿及颅内出血等出血征象，并指导患者及家属自我观察护理，遵医嘱定时监测凝血功能。

4. 鞘管及溶栓导管护理

鞘管及溶栓导管用红色的标识分别标注，清晰明确，标识上记录名称、置管时间、签名。告知患者制动穿刺肢体及溶栓肢体，减少肢体的活动，避免出血及溶栓导管的移位、弯曲、打折或脱出，评估溶栓导管及鞘管固定情况，是否通畅，使用前进行抽回血确定导管在血管内。

5. 拔除鞘管及溶栓导管后的护理

拔除导管后，穿刺点用盐袋加压6小时，穿刺肢体制动24小时，48小时后拆除弹力绷带（特殊患者遵医嘱延长压迫、制动及拆除绷带的时间），密切观察穿刺点有无渗血、血肿等。

6. 健康教育

告知患者置管溶栓的目的及导管的重要性，使其配合治疗。

7. 受压部位皮肤的护理

置管期间肢体限制活动，局部有皮肤完整性受损的可能，按时检查皮肤及翻身，给予赛肤润涂擦，可用气垫床，足跟可用保护性优洁敷料预防受压。

8. 饮食护理

指导患者戒烟戒酒，进低盐、低脂、低胆固醇、高纤维饮食，保持大便通畅。

(四) 置管溶栓的健康指导

1. 心理指导

指导患者减轻焦虑、抑郁情绪，配合手术。告知疾病相关知识和预防措施。

2. 饮食指导

指导患者进高蛋白、高维生素、低脂、低胆固醇、清淡饮食。

3. 行为指导

指导患者严格戒烟，消除烟碱对血管的收缩作用。动脉类疾病患者采用 Buerger 法行功能锻炼，促进侧支循环的建立。静脉类疾病患者穿医用弹力袜，做踝泵运动。

4. 用药指导

指导患者遵医嘱服用抗凝、抗血小板等药物，定期复查。

(五) 置管溶栓的护理评价

(1) 患者病情平稳。

(2) 患者未发生管路滑脱。

(3) 患者了解相关疾病知识及预防措施、康复知识。

(4) 患者皮肤完好。

五、布-加综合征护理常规

布-加综合征（Budd-Chiari syndrome，B-CS）是指各种原因所致肝静脉和其开口以上下腔静脉阻塞性病变引起的一种肝后型门静脉高压症。

(一) 布-加综合征的护理评估

1. 术前护理评估

（1）健康史。先天性发育异常、非特异性静脉炎、服用避孕药、血液高凝状态、肿瘤、腔外压迫等。

（2）身体状况。①局部，有无腹痛、腹部膨隆、腹壁静脉怒张，肝脾大的程度和质地，有无胸腔积液，腹围大小，有无移动性浊音。②全身，评估患者的生命体征、面色，皮肤温度、弹性、色泽，尿量变化，有无休克表现，有无肝性脑病先兆症状，有无心悸、黄疸、肝掌、蜘蛛痣及皮下出血点，下肢有无水肿。

（3）辅助检查。腹部B超、血管造影。

（4）心理和社会支持状况。

2. 术后护理评估

（1）手术情况。手术和麻醉方式。

（2）患肢血液循环。包括患肢远端皮肤的温度、色泽、感觉、足背动脉搏动的情况。

（3）局部伤口情况。有无红肿、压痛等感染征象。

(二) 布-加综合征的护理问题

1. 术前护理问题

（1）活动无耐力。由于心排血量减少，腹胀所致。

（2）营养失调。低于机体需要量，与腹水或乳糜胸或乳糜腹有关。

（3）周围组织灌注异常。由于静脉回流障碍所致。

2. 术后护理问题

潜在并发症，如出血、感染、人工血管阻塞、肝性脑病等。

(三) 布 – 加综合征的护理措施

1. 术前护理措施

(1) 心理护理。耐心向患者讲解相关疾病知识, 安慰患者, 消除悲观心理, 建立战胜疾病的信心。

(2) 病情观察。严密监测生命体征, 密切观察病情变化、意识, 注意出血先兆。如有上腹不适、恶心、心悸、脉快、黑便等症状时, 嘱患者静卧休息, 必要时开放粗大静脉。

(3) 活动。①心功能不良的患者, 应尽量减少活动, 以免增加心脏负担。②指导患者做深呼吸运动, 以减少呼吸道并发症。

(4) 体位。卧床休息, 取半卧位。有下肢并发症者抬高患者, 高于心脏20 ~ 30cm。

(5) 进食高蛋白、高营养、高维生素、低盐低脂无渣饮食, 保持大便通畅。戒烟、酒; 营养不良的患者, 应遵医嘱经静脉途径补充白蛋白及热量或静脉高营养治疗。

(6) 药物护理。使用保肝药; 用利尿药者, 记录 24 小时尿量; 测量体重1 ~ 2 次 / 周。

2. 术后护理措施

(1) 术后常规护理。

(2) 病情观察。①严密监测生命体征, 持续给予氧气吸入, 观察意识情况, 早期发现肝性脑病前期症状, 监测心脏功能, 记录 24 小时尿量。②观察切口敷料情况, 有渗血立即通知医生。③腹水患者, 应注意腹围变化。

(3) 饮食指导。术后禁食, 肠蠕动恢复后可给流食, 并逐渐过渡到半流食软食。应限制蛋白质摄取量, 每日不能超过 30g, 避免诱发或加重肝性脑病。

(4) 药物护理。遵医嘱正确使用抗凝剂, 在抗凝过程中密切注意有无皮肤、黏膜、牙龈、内脏及颅内出血, 观察大小便的颜色。

(四) 布 - 加综合征的健康指导

1. 术前健康指导

（1）呼吸功能训练。指导患者进行呼吸训练，教会患者有效咳痰，告知患者戒烟的重要性和必要性。

（2）床上排泄训练。根据病情，指导患者练习在床上使用便器排便。

（3）饮食指导。根据病情，指导患者饮食。

2. 术后健康指导

（1）行为指导。保证充足休息，避免劳累，保持心情舒畅，指导患者做深呼吸运动，以减少呼吸道并发症。

（2）饮食指导。合理饮食，避免食用粗糙、坚硬、油炸、辛辣刺激食物，保持大便通畅。

（3）用药指导。遵医嘱按时服用抗凝药物。

（4）复查指导。出院后每 1~2 个月定期复查彩超、肝功能。

(五) 布 - 加综合征的护理评价

（1）患者活动耐力逐渐增加。

（2）患者营养状况改善。

（3）患者组织灌注量正常。

（4）患者术后未发生并发症。

六、下肢静脉曲张护理常规

单纯性下肢静脉曲张是指病变范围仅限于下肢浅静脉，主要表现为浅静脉伸长、迂曲而呈曲张状态。轻者表现为下肢迂曲扩张、沉重、坠胀感、易疲乏、皮肤色素沉着；重者可引起静脉炎、肢体肿胀、难以愈合的足部皮肤溃疡等。

(一) 下肢静脉曲张的护理评估

1. 术前护理评估

（1）健康史。有无长期站立工作、重体力劳动史，有无妊娠及习惯性便秘史，有无下肢深静脉血栓形成，有无家族史。

（2）身体状况。小腿静脉曲张的部位及程度，局部皮肤营养状态，足靴部皮肤是否有萎缩、脱屑、色素沉着和硬结，患肢有无疼痛、踝部肿胀不适，局部有无血栓性浅静脉炎、湿疹溃疡、出血等并发症。

（3）辅助检查。静脉瓣膜功能试验及影像学检查有无阳性发现。

（4）心理和社会支持状况。下肢静脉曲张是否影响日常生活与工作，慢性溃疡、创面经久不愈是否造成患者的焦虑，患者对本病预防知识的了解程度，家属对患者的支持程度。

2. 术后护理评估

（1）患肢血液循环：患肢远端皮肤的温度、色泽、感觉和足背动脉搏动的变化。

（2）局部伤口情况：有无红肿、压痛等感染征象。

（二）下肢静脉曲张的护理问题

1. 术前护理问题

（1）焦虑：与对手术不了解，担心预后不佳，害怕术后并发症有关。

（2）知识缺乏：缺乏本病的预防知识。

2. 术后护理问题

（1）活动无耐力：与手术有关。

（2）潜在并发症：切口感染、下肢深静脉血栓形成。

（三）下肢静脉曲张的护理措施

1. 术前护理措施

（1）心理护理。向患者及家属说明术前检查的目的及注意事项。帮助患者了解手术、麻醉相关知识。介绍手术成功的病例，使患者消除顾虑，配合手术。

（2）病情观察。观察有无血栓性静脉炎、湿疹和溃疡形成及曲张静脉破裂出血等并发症的发生。

（3）术前观察。向患者说明手术的重要性及配合方法，做好术前常规准备。配合医生对手术部位进行标记，做好身份识别。

2. 术后护理措施

(1) 患者体位：去枕平卧4~6小时。休息和卧床时抬高患肢，高于心脏水平20~30cm，促进静脉回流。

(2) 病情观察：伤口有无出血，患肢皮温、颜色、足背动脉搏动的情况；使用弹力绷带，包扎不应妨碍关节活动，并注意保持合适的松紧度，以能扪及足背动脉搏动、保持足部正常皮肤温度为宜。

(3) 休息与活动：术后12~24小时鼓励患者下床活动，促进下肢静脉回流，消除肿胀。卧床期间指导患者做踝泵运动。无机械预防禁忌证者，给予间歇式气压治疗，促进血液循环，防止下肢深静脉血栓形成。

(四) 下肢静脉曲张的健康指导

1. 术前健康指导

(1) 心理指导：指导患者消除紧张、焦虑心理，配合手术。

(2) 饮食指导：进食易消化食物，保持大便通畅，防止便秘。

(3) 行为指导：行走时穿弹力袜，避免久站久坐。卧床时抬高患肢，高于心脏水平20~30cm，促进静脉回流。

2. 术后健康指导

(1) 肢体功能训练。术后指导患者做踝泵运动，每天坚持一定时间的行走，行走可以发挥小腿肌肉的"肌泵"作用，防止血液反流，防止深静脉血栓形成。

(2) 根据病情指导患者适量运动，合理膳食。

(3) 告知患者严格按医嘱服用药物。

(4) 复查指导。出院后3~6个月到门诊复查，了解患肢静脉回流情况及皮肤营养障碍性改变情况。

(五) 下肢静脉曲张的护理评价

(1) 患者情绪稳定。

(2) 患者活动耐力逐渐增加。

(3) 患者了解本病相关知识，学会正确穿弹力袜的方法及注意事项。

(4) 患者无并发症发生。

七、血栓性浅静脉炎护理常规

血栓性浅静脉炎（superficial thrombophlebitis）是指发生于皮下浅表静脉的静脉壁因不同原因引起的炎性反应，进而继发血栓形成及管腔粘连的闭塞性病变。

(一) 血栓性浅静脉炎的护理评估

1. 健康史

患者有无外伤、感染及长期输液史，有无出血性疾病史。

2. 身体状况

（1）局部。患肢肿痛的时间、部位，下肢肿胀和浅静脉扩张的程度，患肢皮温、颜色、感觉、足背动脉搏动的情况。

（2）全身。患者生命体征、意识、合作程度，有无出血倾向。

3. 辅助检查

彩色多普勒超声、静脉造影。

4. 心理和社会支持状况

评估患者的心理状态，对疾病知识的了解及家庭支持程度。

(二) 血栓性浅静脉炎的护理问题

（1）疼痛。与下肢静脉血栓形成血流不畅致患肢疼痛有关。

（2）知识缺乏。缺乏疾病的相关知识。

（3）潜在并发症。小腿慢性溃疡。

(三) 血栓性浅静脉炎的护理措施

（1）心理护理。讲解疾病相关知识，给予心理护理，使之积极配合治疗和护理。

（2）体位。指导患者休息时抬高患肢，下床活动时穿弹力袜，促进静脉回流。

（3）用药护理。告知患者遵医嘱应用抗凝药，密切观察患者有无出血倾向。有小腿慢性溃疡者，给予换药，注意绷带的松紧度，观察患肢的动脉搏动情况、皮温及颜色。

（4）静脉治疗护理。输入高渗液体或刺激性的药物时，要注意观察穿刺部位，一旦出现外渗外漏，一定要更换输液部位。每次输液前后都应检查局部静脉有无红肿热痛的情况。对需长期静脉输液的患者要有计划地穿刺，注意保护静脉。

（5）皮肤护理。给予患处热敷，应用抗生素。

（四）血栓性浅静脉炎的健康指导

（1）饮食指导。进低盐低脂、含纤维素高的饮食，保持大便通畅。

（2）行为指导。避免久站或久坐；戒烟；穿宽松的衣裤和鞋袜；休息时抬高患肢；进行适当的体育锻炼，坚持踝关节的伸屈运动。

（3）用药指导。遵医嘱口服抗凝药物，告知患者严格按医嘱服用药物，做好药物指导。

（五）血栓性浅静脉炎的护理评价

（1）患者患肢疼痛、肿胀程度减轻。

（2）患者能准确描述本病发生的有关知识。

（3）并发症能得到预防、及时发现与处理。

第三章　乳腺常见疾病的诊疗与护理

第一节　乳房的生理概要

一、乳房的位置与形态

(一) 位置

正常情况下，乳房位于前胸的第2至第6肋骨水平之间，其内缘为胸骨旁线，外缘达腋前线，乳房肥大时可达腋中线，其中内侧2/3位于胸大肌表面，外侧1/3则位于前锯肌表面。成年女性未孕、未哺乳的乳房，为规则的半球形，饱满、紧致而富有弹性，两侧基本对称，或略有大小和高低差异 (相差在15%以内属于正常)，哺乳后可轻度下垂。约95%的乳房外上方有一狭长的乳腺组织延伸到腋窝，为乳房的尾部，又称腋尾部。临床上为了检查记录方便，以乳头为中心作垂直线和水平线，将乳房分为5个区：内上象限区、内下象限区、外上象限区、外下象限区和中央区。

(二) 乳房的外部形态

受遗传、年龄、营养、运动、生活习惯、妊娠及哺乳等因素的影响，乳房外部形态表现出较大的差异。根据乳房基底横径、乳房凸度和下垂程度的不同，成年女性的乳房形态可分为6种。

(1) 扁平形。乳房前突的高度明显小于乳房基底部的半径，乳房平坦。

(2) 碗圆形。乳房前突的高度略小于乳房基底部半径，乳房稍隆起，但有清晰的乳房轮廓，如碗盘状，边界不甚明显，站立与仰卧位乳房形态无明显变化。

(3) 半球形。乳房前突的高度等于乳房基底部半径，形似半球形。乳房与周围胸壁边界明显，在胸前壁的隆起呈陡然凸起状，卧位时乳房曲线比较明显。

（4）圆锥形。乳房前突的高度大于乳房基底部半径，凸出更加明显，乳房下缘与胸前壁所形成的角度小于90°，形成明显的下弧线，立位时乳房高耸而微垂。

（5）下斜形。乳房前突程度大，乳房下缘与胸壁形成的夹角小于90°，乳房乳轴稍下移。

（6）下垂形。乳房巨大，乳房的前突程度更大，轴长远大于乳房基底部半径。仰卧位时乳房向外侧垂展呈盘状，站立时呈袋状下垂。

另有一种分类方法将乳房形态分为4种类型，即圆盘形、半球形、圆锥形和下垂形，这样的分法更简单，可应用性强。我国成年女性未经哺乳者乳房多为半球形或圆锥形。

乳房下垂程度根据乳房下皱襞与乳房下极的关系，分为轻度下垂、中度下垂和重度下垂。其中，乳房下极超过乳房下皱襞小于2cm为轻度下垂，小于3cm为中度下垂，超过3cm为重度下垂。也可根据乳头与下皱襞的关系分度，乳头在乳房下皱襞水平为轻度下垂，乳头低于下皱襞但未超过乳房下极水平为中度下垂，乳头低于下皱襞且超过乳房下极水平为重度下垂。严重乳房下垂会影响患者的生活质量，可以行乳房整形手术改善。

二、乳房的局部解剖学

乳房和乳腺不是同一个概念。乳房的组织结构主要是由表面的皮肤、乳腺、支持腺体稳定的结缔组织和起保护作用的脂肪组织所构成。乳房最重要的结构是乳腺，由实质和基质两部分组成。实质由树枝状导管分支的小叶腺泡组成。基质由纤维结缔组织组成，包括脂肪组织、血管、神经和淋巴管等。乳腺是乳房泌乳功能的重要组织学基础，也是乳腺疾病的常见发病部位。"乳房"多数用于美学视角，而"乳腺"侧重用于功能学的表述。

在出生时乳房没有腺体结构，只有简单的复管泡样组织，出生后长时间处于静止状态。随着身体的发育，男性乳房复管泡样组织逐渐退化，而女性乳房则随年龄以及女性生殖系统的不同生理状态而发生较大的变化。在青春期以前，乳腺基本处于静止状态。进入性成熟期后，在卵巢性激素的作用下乳房逐渐发育，20岁左右发育完善。乳房发育主要包括结缔组织和乳腺腺泡数量的增多和体积的增大，以及输乳管系统的丰富。40岁左右乳房开始逐渐退化，绝经后退化更为明显。除随年龄变化之外，同一年龄阶段，乳房还会随着月经周期发生周期性变化，这些变化是在复杂的神经和激素的相互作用下发生的。成年女性乳腺在妊娠期和哺乳期称为活动期乳腺，其余时间称为相对静止期乳腺。部分男性也会在青春期和更年期出现乳头疼痛，多数是由于男性乳腺发育，少数男性乳房增大且有肿块。男性乳腺癌的发病率为女性乳腺癌的0.5%～1.0%，可通过超声和磁共振检查，排除乳腺癌可能。

(一) 乳腺实质的基本结构

乳腺实质由导管、乳腺小叶和腺泡组成。乳腺的各级导管呈树枝状，是由总导管 (输乳管) 逐级分支为小叶间导管，小叶间导管再进一步分支为小叶内导管，之后与腺泡相连。静止期乳腺也可见各级导管。近乳腺小叶的一段终末导管与腺泡共同构成终末导管小叶单元，这也是乳腺癌最常见的发生部位。

乳腺被结缔组织分隔为15～20个乳腺叶，每个乳腺叶是一个独立的腺体单元，有一条主输乳管，开口在乳头的顶端，孔径为0.4～0.7mm，乳腺叶和输乳管的数目是一致的。在乳晕下每条输乳管扩大成窦，为输乳管窦。经产妇的输乳管窦可有部分相互融合而形成乳管池。每条主输乳管连同它的分支和末端腺泡呈树状结构，周围以结缔组织包绕，故乳腺叶大致呈锥体形，以乳头为中心呈放射状排列。乳腺叶由较致密的结缔组织分隔，并由脂肪组织包围，其间结缔组织呈网织状伸入叶内，把每个乳腺叶分成20～40个乳腺小叶，每个小叶的平均直径约0.5mm。小叶间的结缔组织虽较致密，但成纤维细胞却较少；而小叶内的结缔组织则较疏松，腺细胞较多，胶原纤维少，几乎没有脂肪。这样的组织结构有利于腺泡和终末导管在妊娠期、哺乳期增生和膨大。

乳腺小叶的结构受激素的影响而变化，没有经过完整妊娠和哺乳过程的静止期乳房的乳腺组织并未充分发育，因而乳腺叶和乳腺小叶都不明显，腺泡和终末导管的界限不明显。活动期乳腺的乳腺小叶为复管泡状腺，分支的末端膨大成为腺泡，腺泡的直径为44.8±8.2微米，腺泡汇聚于腺泡管，继而与终末导管相连，腺泡主要构成乳腺的分泌部。每个乳腺小叶由10～100个腺泡组成。

乳腺体内的结缔组织含成纤维细胞和脂肪细胞较多，还有少量的巨噬细胞、淋巴细胞、浆细胞。乳腺的基质内还有血管、淋巴管和神经。

(二) 乳头和乳晕的组织结构

乳房中央区向乳房表面呈圆柱状突起，称为乳头。未哺乳青年女性的乳头位于第4肋间隙或第5肋与锁骨中线交点处，一般略向外下方，通常双侧乳头对称。乳头的大小及其高度差异较大，一般情况下，乳头直径为0.8～1.5cm，高度为0.8～1.2cm。正常的乳头表面有许多呈草莓样的凹陷，其内是输乳管的开口，一般有15～20个。乳头为一圆柱或圆锥形的凸起，皮肤无毛。表皮为角化复层扁平上皮，上皮内的黑色素细胞较多。真皮层乳头较长，真皮内的毛细血管贴近表面，因此幼儿和肤色浅的人，此处的皮肤较红。经过青春期发育后，乳头的表皮色素增加，妊娠期色素增加更多，经产妇乳头的颜色也变深。散的皮脂腺开口于乳头表面。乳头内部的结缔组织由较为致密的胶原纤维和弹性纤维组成。弹性纤维延伸至乳晕皮肤下面，使其皮肤皱缩。其肌纤维组织为平滑肌，分为纵行和环形平滑肌束，纵行肌与输乳管平行排列，而环形肌环绕在乳头内和乳头的基部。当乳头受刺激时肌肉收缩，可使乳头勃起、变硬、变小。在乳头真皮内的输乳管之间有皮脂腺，开口于输乳管。丰富的游离神经末梢主要集中在乳头顶部的皮肤内，侧面分布则较少。

乳头周围的环形色素沉着区域为乳晕。乳晕直径一般为3.5～5.0cm，不同的人群、不同的年龄其差别较大，有些女性乳头基底部即为正常皮肤，几乎看不到乳晕。乳晕内有汗腺和皮脂腺，乳晕腺是一种皮脂腺，由表皮衍化而来，开口于皮肤表面，其结构介于汗腺和乳腺之间，分泌脂样物，对乳头和乳晕起润滑作用，可在妊娠期和哺乳期变大，像一个小丘疹，分泌一种能润滑和保护乳头的物质，至绝经期后逐渐退化。乳晕边缘有大汗腺，其分泌物有特殊气味，但多数人的这种大汗腺已经退化。

(三) 乳房的血液循环和淋巴回流

乳房属于血液循环较为丰富的器官之一。乳房的动脉血液供应主要来自胸廓内动脉、胸外侧动脉和肋间动脉的穿支。胸廓内动脉占乳房的60%的血液供应，30%由胸外侧动脉供应，另外10%由胸肩峰动脉穿支和第2～5肋间动脉穿支、肩胛下动脉和胸背动脉等供应。乳头和乳晕的血液供应由3组细小的血管网组成，即乳晕深面的真皮下血管网、乳晕导管周围和乳头下方的毛细血管网、乳晕周围动脉环上的辐射状分支，这3组血管网相互吻合。

乳房的静脉与淋巴管紧密伴行，乳房的静脉可分为浅、深两组。浅静脉位于浅筋膜浅层的深面，其静脉回流的方向有横向和纵向两类，大部分是横向回流到胸廓内静脉，也有经胸骨边缘越过中线而与对侧吻合；纵向回流自下而上回流至颈根部的颈前静脉。浅静脉在皮下形成网状，乳晕部围绕乳头组成乳晕环。乳房深静脉回流有3条经路：①经胸廓内静脉的穿支注入同侧无名静脉；②直接注入肋间静脉，再经肋间静脉与椎静脉的交通支，引入奇静脉、半奇静脉和上腔静脉；③直接经胸肩峰静脉、胸外侧静脉、肩胛下静脉引流乳腺上外侧的静脉血汇入腋静脉，而后进入锁骨下静脉及无名静脉和上腔静脉。

乳房的淋巴网甚为丰富，乳房皮下或乳头淋巴管丛通过体表淋巴管道回流，它们相互沟通汇流到乳晕下丛，通过垂直淋巴管与真皮淋巴管连接，由表及里，从乳晕下丛到小叶周围再到真皮下丛。淋巴液单向流动，其淋巴液输出有4个途径：①乳房大部分淋巴液流至腋淋巴结，部分乳房上部淋巴液可直接流向锁骨下淋巴结；②部分乳房内侧的淋巴液通过肋间淋巴管流向胸骨旁淋巴结；③两侧乳房间皮下有交通淋巴管；④乳房深部淋巴网可沿腹直肌鞘和肝镰状韧带通向肝。

腋淋巴结的解剖学分组包括外侧淋巴结、胸肌淋巴结、肩胛下淋巴结、中央淋巴结和尖淋巴结，也称之为外侧群、前群、后群、中央群和尖群。由于这些淋巴结并没有明确的界限，临床实践中，通常以胸小肌内外缘为标志将腋区淋巴结分为3组。

Ⅰ组：胸小肌外侧腋淋巴结。

Ⅱ组：胸小肌后方的腋静脉淋巴结和胸大、小肌间淋巴结（Rotter淋巴结）。

Ⅲ组：胸小肌内侧锁骨下静脉淋巴结。

乳腺癌癌细胞可通过淋巴管转移到区域淋巴结，也可直接通过静脉途径播散发生骨、肺、肝脏等远处转移。

（四）乳房的神经支配

乳房的神经支配来源于自主神经的交感神经和躯体神经的脊神经。脊髓第2~6胸节的灰质侧角是支配乳房的交感神经中枢。通过第2~6肋间神经的外侧皮支（又称乳房外侧支）分布至乳房，部分交感神经纤维沿胸外侧动脉和肋间动脉进入乳房，分布于其皮肤、血管、乳头、乳晕和乳腺。其主要功能是传递中枢神经的信号。支配乳腺腺体的正常分泌和平滑肌的收缩。第3、4颈神经的前支和第2~6肋间神经的皮肤支是乳房的躯体神经传输途径。乳房上部皮肤感觉来源于颈丛，第3、4颈神经的前支通过颈丛的锁骨上神经分布到胸上部，支配乳房上部的皮肤。乳房下部皮肤感觉来源于肋间神经的皮肤侧支，分内侧支和外侧支，内侧支自胸骨旁穿出胸大肌支配乳房内侧皮肤，外侧支在腋前线前锯肌突出，支配乳房外侧部皮肤。其主要功能是将乳房的躯体感觉传输至大脑中枢。支配乳头的神经主要是第4肋间神经的外侧皮神经，该神经在腺体后面距腺体边缘1.5~2.0cm处穿过腺体而分布于乳头。躯体表面的标示为胸大肌外缘与第4肋间隙的交汇点，左侧乳房相当于4点钟位置，右侧乳房相当于8点钟位置。第3和第5肋间神经外侧皮支和前皮支也部分参与乳头的支配。临床外科取乳晕缘手术切口时应尽可能避免损伤乳头的神经。

肋间臂神经多数起源于第2肋间神经的外侧皮支，属于感觉神经，主要负责上臂内侧和腋窝皮肤的感觉。实际上肋间臂神经的变异很常见，也可以伴随和交通于第1和第3肋间臂神经。肋间臂神经并不完全是感觉神经，个别可以混合有运动神经，支配胸壁肌肉。

三、乳腺的生理学

(一) 女性乳房的生理功能

1. 哺乳

乳房是哺乳动物所特有的哺育后代的器官，哺乳是乳房最基本的生理功能。乳腺的发育、成熟都是为哺乳活动做准备，产后在大量激素的作用和婴儿的吸吮刺激下，乳房开始规律地产生并排出乳汁，供婴儿成长发育之需。

2. 第二性征

乳房是女性第二性征的重要标志。乳房在月经初潮之前 2～3 年，即 10 岁左右已开始发育，标志着女孩青春期的开始，是最早出现的第二性征。拥有一对丰满、对称且外观漂亮的乳房也是女性形体美的一个重要组成部分。

3. 参与性活动

在性活动中，乳房是女性除生殖器以外最敏感的器官，在性活动中占有重要地位。在触摸、爱抚、亲吻等性刺激时，乳房可表现出乳头勃起，乳房表面静脉充血，乳房胀满、增大等反应。随着性刺激的增大，这种反应也会增强，至性高潮来临时，这些变化达到顶点，消退期则逐渐恢复正常。

(二) 女性各个时期乳房的变化

1. 新生儿期

出生后 3～5 天内，由于胎盘带来的母体激素和缩宫素的作用，约 60% 的新生儿乳腺导管上皮可有增生，管腔增大，导管上皮向管腔内分泌少量乳汁样物质，临床上可表现为乳头下出现 1～2cm 的硬结，并可有少量乳汁样分泌，称为生理性乳腺肥大。随着新生儿体内母体激素量的逐渐降低，这一现象将在出生后 2～3 周消失，乳房复原进入相对静止状态。

2. 幼童期

幼童期儿童的体格在生长发育，而性腺和生殖器官则维持幼稚状态，乳房亦呈静止状态，表现为乳腺的退行性变化。女性的静止状态较男性的不完全，偶可见乳腺导管上皮细胞增生的残余改变。此期从新生儿期后至 10 岁左右。

3.青春期

青春期开始后,下丘脑和脑垂体的促性腺激素的分泌量增加,作用加强;卵巢增大,卵泡细胞对促性腺激素的感应性提高,卵泡进一步发育并产生性激素。在性激素的作用下,生殖器官发育,乳房也开始发育,变得丰满,乳头增大,乳晕色素增多。乳房增大的主要组织学基础为纤维间质增生及皮下脂肪的显著堆积,乳腺组织形态与幼儿期无明显差异。这一时期.乳腺导管系统开始生长发育,在雌激素、孕激素作用下,末梢小管生芽并出现腺上皮,大大增加了哺乳期分泌乳汁所需的功能性乳腺组织表面积,在雌激素的作用下,适量脂肪组织沉积,为青春期大量乳腺导管增生形成所需的疏松基质。

乳房大小与乳腺细胞对雌激素的反应能力、乳房始基细胞的数量这两个因素有关。10~12岁的女孩处于乳房发育的初期,常常出现双侧乳房呈不对称的增大,这种现象并非生理异常,这种不对称增大随着乳房的发育完善能逐渐自行矫正,无须特殊处理。乳腺细胞对激素的反应能力不同可造成双侧乳房发育大小不同,而乳房始基细胞数量的多少又直接影响乳房发育的大小,因此临床上常可见到同一个体双侧乳房发育不对称。青春期后乳房出现的异常增大,通常是青春期乳房发育过程中受到雌激素过度刺激,乳腺组织反应特别敏感,产生异常的靶器官效应而引起的。

4.性成熟期

经过青春期发育的乳房,乳腺组织学结构已臻完善,约自18岁起开始进入性成熟期,历时约30年。规律的月经周期是性成熟的主要标志。进入性成熟期后,卵巢出现规律的卵泡发育、排卵、黄体生成、黄体萎缩和白体生成的周期性变化。由于激素的影响,乳房的形态、组织学结构随着月经周期中周期性的卵泡期、黄体期激素波动呈现缓慢的规律变化。

(1)静态期

此期相当于月经卵泡期的前期。新一组卵泡随着新一轮月经周期的开始而孕育,雌激素水平随着卵泡的发育也逐渐开始递增,但由于总量较低,尚达不到启动对乳腺产生刺激的阈值,此期乳房处于静止状态,月经周期的第5~7天腺泡最小,是进行乳腺检查的最佳时期。

（2）增殖期

相当于月经周期的卵泡期后期、排卵期和黄体前期，也就是雌激素水平峰值前后。尽管卵巢的排卵功能只有2天左右，但乳腺在此时期的变化却持续10天左右。伴随着卵泡的发育和逐渐成熟，雌激素水平也逐渐升高，当其分泌量达到一定水平（阈值）时，开始对乳腺产生刺激，使乳腺出现增殖性变化，这一时期从排卵开始前持续至排卵后。在雌激素刺激作用下，上皮细胞合成核糖核酸，使细胞核内的核仁变大，细胞质内的细胞器如线粒体和高尔基复合体在数量上和体积上都有所增加，核蛋白体也增多，组织学上表现为乳腺导管延伸增长，管腔扩大，内衬的上皮细胞增生肥大，乳腺导管末端分支增多。此期是乳房发育期乳腺发育的关键，也是增生性疾病发生的基础。

（3）分化分泌期

相当于月经周期的黄体中、后期（即月经前期）。随着成熟卵细胞的排出和卵巢的逐渐黄体化，雌激素水平开始下降，代之以孕激素水平逐渐升高。在孕激素以及一些与代谢有关的激素（如肾上腺皮质激素和胰岛素等）影响下，腺体内小导管进一步扩张，在增殖期增加的末端导管上皮细胞分化扩张为新的腺泡，与新增的小叶管共同构成新的小叶。35~40岁以后，乳腺在该期不再有此变化。所以从生理学和组织学的角度来看，40岁以后没有新的小叶形成，也不可能出现乳腺小叶增生。与此同时，乳腺进入分泌期，可有含少量脂肪组织的分泌物产生，并在导管和腺泡内潴留，同时，由于乳腺导管周围的结缔组织出现增生和水钠潴留，可导致乳房水肿。40岁以后，尽管小叶分化停止，但分泌活动依然存在。这些综合改变的叠加效果使乳房体积变大，平均增加15~30cm³。此期为月经前5~7天至月经来潮时为止。

（4）退化复原期

几乎与月经期同步。月经来潮后，作为性激素的两个靶器官，子宫内膜开始脱落，乳腺也进入复原期，发生相应的变化，主要表现为在增殖期增加的乳腺导管末端和乳腺小叶出现退化复原，小导管及其末端萎缩变小，腺泡上皮细胞萎缩脱落，腺泡腔变窄或消失，腺泡变成近似实心的条索。乳房中多余的水分被吸收，乳房变软、变小。如果此期乳腺没有完全退化或复原不全，可能会成为乳腺小叶增生的发生基础。当导管功能不完善时，脱落的上皮细胞和残余分泌物不能有效排出，就构成了乳房囊性增生的条件。

5. 妊娠期

妊娠期乳腺在卵巢分泌的雌、孕激素以及催乳素等激素的联合作用下，导管－小叶－腺泡系统发生重大变化，乳腺导管呈簇状萌芽，末端部分延伸延长，出现较多分支。从妊娠3个月起，腺泡内出现类初乳样的物质，逐渐由脂肪滴聚集，小叶间的结缔组织开始大量减少，腺泡增生扩大。妊娠第5~6周后，乳房体积增大，充血明显，浅表静脉扩张，皮肤出现白纹。乳房腺体较韧，乳头增大，易勃起，乳头、乳晕着色加深，乳晕上的皮脂腺肥大并形成散在的小隆起，乳房饱满，体积变大。至妊娠晚期，有初乳形成并分泌。妊娠期是乳房的活动期，是受机体内分泌影响最大的时期，乳房的改变也最明显，但各部位的改变并非完全同步。双侧乳房的变化有一定的差异，同侧乳房不同部位的改变亦有差异。

6. 哺乳期

分娩后的第2天开始，乳房可出现胀硬，常伴有不同程度的疼痛，一旦开始哺乳，胀痛即消失。乳汁的分泌量受诸多因素影响，但与妊娠期乳腺小叶发育程度关系最为密切。哺乳期乳腺小叶及分泌管既有分泌功能，同时也有储存乳汁的功能。分娩时胎盘催乳素、雌激素水平随着胎盘的剥离而急剧下降，胎盘催乳素在分娩后数小时内消失，孕激素则在分娩几天后下降，而雌激素在产后即迅速下降，至产后5~6天内下降至基线水平。雌激素不仅增强催乳素对乳房的发育作用，还能抑制其与腺泡靶细胞的结合，从而具有抑制乳汁分泌的作用。产后呈低雌激素、高催乳素水平。婴儿的吸吮不断刺激脑垂体释放催乳素，哺乳是对催乳素释放最有效和最特异性的刺激，吸吮并排空乳房对泌乳具有很大促进作用。乳腺小叶的发育程度是乳汁分泌多寡的决定因素。如果妊娠期乳腺小叶未能充分发育，哺乳期亦会处于比较静止的状态，只有通过多次妊娠才可能使此种发育较差的乳腺小叶继续发育。妊娠和哺乳可以促使未分化的上皮细胞进一步分化为腺泡，因此能促使乳腺单纯性增生症状明显缓解或消退。

7. 围绝经期

围绝经期从卵巢功能出现衰退的征兆开始，一直持续到最后一次月经后一年。随着月经的紊乱，月经周期不再规律变化，月经量稀少或者逐渐停止，乳房也出现相应的变化，腺体全面萎缩，乳腺小叶数量减少，乳腺腺体缩小，小导管萎缩退化，脂肪组织增多沉积代替萎缩的腺体，乳房体积非但不缩小反而增大。在此时期内，腺体萎缩的同时，会出现部分小导管囊状扩张，称为囊状萎缩，表现为小的囊状导管形成，一般直径在 0.5cm 左右，临床上要注意与退化不全的腺叶相区别。

8. 老年期

女性 60 岁以后进入生物学意义的老年期，乳房退化更加明显。乳房中已无乳腺小叶或仅有少许小叶残留，乳房间质组织中脂肪逐渐被吸收，胶原纤维及结缔组织细胞明显减少，偶可见钙化。乳房实质中，腺泡及小导管均萎缩，最后只保留少数分散的导管，部分人存有未消失的囊状萎缩。

纵观女性一生，乳房的发育主要是在性激素的作用下，进行增生、复原和退化。它的功能依赖于机体完善的内分泌系统，其生理活动受垂体激素、肾上腺皮质激素及性激素的控制和调节，这些激素自幼年开始到老年在各期交替出现。每个女性的乳房增生、复原、退化的过程及其改变大致相仿，但程度却因人而异，甚至在同一人的不同侧乳房的不同部位的改变也不相同。一般情况下，乳房组织异常变化发生在复原退化期，35～40 岁之前主要为乳腺小叶和小导管的异常增殖，40～45 岁时常为上皮细胞的萎缩性改变，46～50 岁时常为乳腺导管囊状扩张，50 岁以后常表现为小乳腺导管闭塞，血管消失，结缔组织玻璃样变性等。

第二节　急性乳腺炎的诊疗与护理

一、急性乳腺炎概述

(一) 急性乳腺炎的概念

急性乳腺炎是乳腺的急性化脓性感染，多见于产后哺乳期妇女，尤以初产妇多见，往往发生在产后 3～4 周。致病菌主要为金黄色葡萄球菌，少数为链球菌，大约 40% 的育龄期女性都会受急性乳腺炎的困扰。

(二) 急性乳腺炎的病因

1.乳汁淤积

患者的乳头发育不良 (如过小或凹陷),患者乳汁过多或婴儿吸乳过少,患者乳腺导管不通畅等妨碍正常哺乳、不能完全排空或排出乳汁时,引起乳房内乳汁淤积。

2.细菌入侵

乳头破损或皲裂时细菌沿淋巴管入侵,是感染的主要途径。细菌也可以直接侵入乳腺导管,上行至乳腺小叶而致感染。感染多数发生于初产妇,也可发生于断奶时,因 6 个月以后婴儿已长牙,婴儿患口腔炎或含乳头入睡等易致乳头皲裂、乳头损伤。

二、急性乳腺炎的护理评估

(一) 健康史

评估患者的一般情况,包括患者的年龄、职业、教育程度、婚姻状况、生活方式、饮食习惯、体重等是否存在引起患者急性乳腺炎的危险因素,了解患者的疾病史、生育史、家族史、哺乳情况等,了解患者的休息、睡眠等情况。

(二) 身心状况

1.症状和体征

(1) 局部表现

脓肿形成前,局部肿块,伴红肿、疼痛;脓肿形成后,浅部乳腺脓肿红肿热痛,伴局部波动感,脓肿破溃有脓液流出;深部乳腺脓肿以疼痛、乳腺肿胀为主要症状,波动感不明显,深部脓肿可向深部发展,形成乳腺后脓肿。均可触及同侧腋窝淋巴结肿大,并有压痛。

(2) 全身中毒症状

患者有感染的症状,如寒战、高热和乏力等不适症状,严重者可发展至脓毒血症。

2. 心理、社会状况

患者常出现焦虑，对基本知识缺乏，担忧疾病影响哺乳，影响孩子发育。

(三) 急性乳腺炎的辅助检查

1. 实验室检查

血常规检查显示白细胞及中性粒细胞计数明显增高，严重者出现核左移。败血症者的血细菌培养为阳性。

2. 诊断性穿刺

在乳房肿块压痛最明显的区域或在超声定位下穿刺，若抽出脓液可确定脓肿形成，脓液应做细菌培养及药物敏感试验。脓肿穿刺细胞学培养多为金黄色葡萄球菌。

3. B 超检查

乳腺未形成脓肿前，B 超检查显示为实性肿块，回声增高，无明显边界；脓肿形成后，病变区域中心部可见不规则状无回声区，可显示液性暗区。

三、急性乳腺炎的治疗要点

本病治疗的关键在于早发现、早治疗，及时消除感染，积极争取早期吸收。初期治疗以抗生素治疗为主，配以对症处理及物理疗法，如乳房局部冷、热敷或紫外线、红外线、超短波等，排空患侧乳汁，使炎症迅速消散吸收。在化脓期，可根据脓肿的部位以及时行切开引流为主，配以抗菌药物。

(一) 非手术处理

1. 局部处理

①防止乳汁淤积：患乳暂停哺乳，同时用吸奶器等吸出乳汁。②局部外敷金黄散或鱼石脂软膏可促进炎症消退。③皮肤水肿明显者可用50%硫酸镁湿热敷。

2. 抗感染

①使用抗生素，原则为早期足量应用抗生素，以青霉素、第一代头孢

菌素为首选,如皮肤发红和乳房硬块在数日至1周内不减退,需根据细菌培养和药敏试验结果选用抗生素。②可服用蒲公英、野菊花等清热解毒类中药进行治疗。

(二) 手术处理

脓肿形成后,主要治疗措施是及时做脓肿切开引流。为避免手术损伤乳腺导管而形成乳瘘,应做放射状切开,乳晕下脓肿应沿乳晕边缘做弧形切口。深部脓肿或乳房后脓肿可沿乳房下缘做弧形切口,经乳房后间隙引流。切开后以手指轻轻分离脓肿的分隔,以利引流。

四、急性乳腺炎的护理措施

(一) 急性乳腺炎的一般护理

注意休息,避免过度紧张和劳累。摄入充足的食物、液体和维生素 C。
(1) 饮食护理:加强营养支持,以清淡饮食为主,避免进食油腻食物。
(2) 评估患者的疼痛等级:评估患者的疼痛程度。

(二) 促进乳汁排出,缓解疼痛

1. 排空乳汁
①鼓励哺乳者继续用双侧乳房哺乳,若婴儿无法顺利吸出乳汁或医嘱建议暂停哺乳,则用手挤出或用吸奶器吸出乳汁,防止乳汁淤积;②在哺乳前温敷乳房;③在婴儿吸吮间期,用手指从阻塞部位乳腺导管上方向乳头方向轻柔按摩,以帮助解除阻塞;④若疼痛感抑制了喷乳反射,可先喂健侧乳房后喂患侧乳房;⑤变换不同的哺乳姿势或托起一侧乳房哺乳,以促进乳汁排出。
2. 局部托起
用宽松胸罩托起患乳,以减轻疼痛和肿胀。
3. 局部热敷、药物外敷或理疗
以促进局部血液循环和炎症消散,如用25%硫酸镁溶液湿热敷、中药六合丹外敷、红外线照射等。遵医嘱服用对乙酰氨基酚或布洛芬镇痛。

(三) 控制感染

(1) 用药。告知患者遵医嘱早期应用抗生素，并观察药物疗效。

(2) 病情观察。定时测量患者体温、脉搏和呼吸，监测血白细胞计数及分类变化，必要时做血培养及药物敏感试验。

(3) 降温。对高热者给予物理或药物降温。

(四) 急性乳腺炎的心理护理

急性乳腺炎患者特别是严重感染或脓肿形成者，常会害怕脓肿切开后不能哺乳，或切口留瘢痕而影响乳房美观，而且哺乳期妇女常会产生焦虑、抑郁等负面情绪，手术会加重其负面情绪。护理人员应针对不同患者的心理情况进行积极支持和护理干预，向患者说明手术的作用，做好患者情绪的疏导，耐心倾听患者倾诉并主动为患者解决问题。同时，护理人员应做好家属干预，强调家庭支持对患者的重要性，取得家属的配合。

(五) 脓肿切开引流术护理

1. 术前常规准备

(1) 术前行抗生素皮试，遵医嘱带入术中用药。

(2) 协助完成相关的检查，如心电图、超声、凝血试验等。

(3) 协助更换清洁病员服。

(4) 术前建立静脉通道。

(5) 术前与手术室责任人员进行患者、药物核对后送入手术室。

2. 术后护理措施

(1) 全麻术后护理常规，了解麻醉和手术方式、术中情况、切口和引流情况，给予患者持续低流量吸氧、持续心电血氧监护，严密监测其生命体征，设置床挡以防坠床。

(2) 观察伤口有无渗血、渗液。此类伤口属于感染伤口，手术后充分引流伤口分泌物、去除坏死组织，促进伤口肉芽生长，加速伤口愈合；在换药期间应该指导正确的回乳，回乳不好可影响伤口愈合，每次换药应对伤口充分评估，以便及时调整伤口治疗方案，每次换药时应彻底清创，根据伤口情况调整换药的频率。应告知患者及其家属疾病病因及坚持治疗的重要性和必要性。脓肿伤口患者换药时如有疼痛，应注意操作轻柔，必要时给予镇痛药。

（3）保持各管道和输液管通畅，妥善固定留置针，注意观察穿刺部位皮肤情况，脓腔引流管注意妥善固定，保持有效负压吸引，观察并记录引流液的量和性状。

（4）评估患者疼痛情况，对使用患者自控镇痛（patient-controlled analgesia，PCA）的患者，注意检查其管道是否畅通，评价镇痛效果是否满意，遵医嘱给予镇痛药物。

（5）做好患者生活护理。

（6）指导患者全麻清醒后 6 小时进普通膳食；局麻者可尽早进食。

（7）将患者全麻清醒前去枕平卧位头偏向一侧；全麻清醒后手术当日取平卧位或半卧位；术后第一天起，可下床活动并增加活动量。

五、急性乳腺炎的健康教育

（1）在孕期常用温水清洁两侧乳头。

（2）保持婴儿口腔卫生，每次喂奶前后让婴儿饮温开水冲洗口腔，及时治疗婴儿口腔炎症。

（3）养成良好哺乳习惯，定时哺乳，产后尽早开始哺乳，按需哺乳。哺乳时避免手指压住乳腺导管，以免影响乳汁排出，每次哺乳时将乳汁吸净。产后每次哺乳前、后均需用清水擦洗乳房清洁乳头，每日擦洗乳房 1～2 次，保持局部清洁和干燥。

（4）纠正乳头内陷，乳头内陷者在妊娠期和哺乳期，每日挤捏、提拉乳头，矫正内陷。

（5）预防和处理乳头破损或皲裂。①预防：让婴儿用正确姿势含接乳头和乳晕，防止乳头皲裂；保持乳头清洁卫生，注意哺乳婴儿口腔卫生，避免婴儿含着乳头睡觉；哺乳后涂抹乳汁或天然羊毛脂乳头修护霜以保护乳头皮肤，哺乳前不需擦掉，可以让婴儿直接吸吮；断乳时应先减少哺乳次数，然后再行断乳，同时煎服麦芽、山楂以回乳；有乳头皲裂者，告之及时治疗，可用红霉素软膏调和冰硼散或白玉膏外搽。乳头凹陷者，可在孕期采用牵拉、抽吸等方法，及时纠正，不宜延误至哺乳期。②处理：适当缩短每次哺乳的时间，增加哺乳频率；乳头、乳晕破损或皲裂者，暂停哺乳，改用吸乳器吸出乳汁哺育婴儿；局部用温水清洗后涂抗生素软膏，待愈合后再哺乳；症状严重时应及时诊治。

第三节　乳腺纤维腺瘤的诊疗与护理

一、乳腺纤维腺瘤概述

(一) 乳腺纤维腺瘤的概念

乳腺纤维腺瘤是最常见的乳腺良性肿瘤，由腺上皮和纤维组织组成，好发于青年女性，与患者体内性激素水平失衡有关。乳腺纤维腺瘤好发于乳房外上象限，呈圆形或椭圆形，生长较慢，妊娠或哺乳期时可迅速增长。极少数青春期发生的纤维腺瘤可在短时间内迅速增大，直径可达 8~10cm，称为巨大纤维腺瘤，仍属良性肿瘤。乳腺纤维腺瘤恶变率低，纤维成分可恶变为肉瘤，腺上皮成分可恶变为癌。

(二) 乳腺纤维腺瘤的病因及发病机制

目前乳腺纤维腺瘤的发病原因尚不明确，可能与体内性激素水平失衡、雌激素受体数量变化或者受体结构异常有关。由于乳腺纤维腺瘤与性激素分泌旺盛有关，因此多发生在青年女性，月经来潮前或绝经后妇女相对少见。

二、乳腺纤维腺瘤的护理评估

(一) 健康史

评估患者的家族史、月经史、婚育史、哺乳史、饮食习惯、生活环境。

(二) 身心状况

1. 症状和体征

本病多无明显自觉症状，以无痛性肿块最常见，偶有经期压痛，月经周期对肿块的大小无影响。多数患者为无意中发现，常见于乳房外上象限，多数为单发，少数多发。无乳头凹陷，无"酒窝征"，肿块增大缓慢，质地韧，边界非常清楚，表面光滑易推动。圆形或类圆形，与周围皮肤和胸大肌无明显粘连。哺乳期或者妊娠期可迅速增大，之后可明显缩小，腋窝淋巴结无肿大。

2. 心理、社会状况

评估患者有无因疾病、手术、治疗等产生不良心理反应；对拟采取的手术方式及术后康复锻炼知识的了解和掌握程度；家属尤其是配偶对本病及其治疗、预后的认知程度及心理承受能力。

(三) 乳腺纤维腺瘤的辅助检查

1. 彩色多普勒超声检查 (彩超)

乳腺彩超是最常用的辅助检查，年轻女性首选超声检查。乳腺纤维腺瘤彩超检查多表现为圆形或卵圆形、回声均匀、低回声或等回声的肿物，包膜常完整，后壁回声稍增强，部分肿块内可见粗大钙化。血流较少或无血流信号。

2. 乳腺 X 线检查

乳腺 X 线检查联合乳腺彩超被称为乳腺疾病检查的黄金组合，但亚洲青年女性乳腺常呈致密型，不推荐常规用于青春期女性。乳腺纤维腺瘤在 X 线检查中表现为圆形、卵圆形肿块，部分可呈分叶状，边缘清楚，密度稍高，部分患者肿块内可见钙化，以粗颗粒状或者斑点状较多。

3. 病理学检查

本病诊断最终需要病理学检查确诊，可选择超声或者 X 线检查引导下肿物定位穿刺活检，也可选择手术切除活检。若患者有乳腺恶性肿瘤病史，短期内增长迅速，同侧腋窝淋巴结异常肿大，怀疑为恶性肿瘤时均需要进一步处理。

三、乳腺纤维腺瘤的治疗要点

手术为乳腺纤维腺瘤的主要治疗手段。并非所有乳腺纤维腺瘤均需要处理，若肿块发展缓慢，肿物直径小于1cm，无恶性依据时患者可以选择密切观察和定期随诊。手术治疗可选择传统开放手术，未婚未育患者可选择放射状切口，也可选择乳晕旁或者弧形切口。另外，临床上也可选择微创手术，病理明确为良性时可行热消融术，如微波消融术，其优点为损伤小，恢复快。手术后可再发或复发，需要定期复查。

四、乳腺纤维腺瘤的护理措施

（1）一般护理。术后观察患者生命体征，注意患者神志、体温、脉搏、呼吸、血压等情况。

（2）心理护理。建立良好的护患关系，耐心讲解手术的必要性，消除其对手术的恐惧心理，使患者能在最佳的心理状态下配合手术。

（3）疼痛护理。进行疼痛评估，若为轻微疼痛可观察，若出现明显疼痛，需要排除有无伤口出血、积液、感染等，必要时遵医嘱给予止痛。

（4）饮食护理。术后患者宜进食清淡、富营养、易消化的温热食物，不宜进食辛辣刺激的食物，以免引起皮肤瘙痒，宜进食高蛋白、高维生素、富含钙质及B族维生素的食物。

（5）伤口护理。术后保持切口敷料清洁干燥，伤口愈合前定期换药。术后包扎绷带有压迫止血作用，以不影响血液循环为宜。观察包扎绷带是否牢靠、舒适，有无憋气、胸闷等情况，行微创手术48小时后方可解开绷带。一般伤口在手术5～7天后愈合，期间避免剧烈运动，以免伤口裂开。

五、乳腺纤维腺瘤的健康教育

（1）术后患者可能出现乳头褐色溢液，通常为术后血肿引起，可自行消退，3个月至半年，可能会出现乳房局部硬块，可自行软化，无须紧张。

（2）定期复查。术后3个月复查。

（3）重视乳房自查，提高防护意识，保持良好心态，合理饮食，规律作息。

第四章 甲状腺疾病的诊疗与护理

第一节 甲状腺功能亢进症的诊疗与护理

一、甲状腺功能亢进症概述

甲状腺功能亢进症（以下简称甲亢）指由各种原因导致正常甲状腺素分泌的反馈控制机制丧失，引起循环中甲状腺素——甲状腺原氨酸（T_4）和三碘甲状腺原氨酸（T_3）异常增多而出现以全身代谢亢进为主要特征的甲状腺毒症。

二、甲状腺功能亢进症的临床表现

女性患者较男性患者多，男女患病比例约为 1：4。男性虽然少见，但是男性患者一般甲亢较女性重。原发性甲亢的患者年龄有 70% 在 20~40 岁；继发性甲亢和高功能腺瘤患者一般年龄较大，多在 40 岁以上。除眼部症状外，其他都与甲状腺功能的亢进有关；除基础代谢率增高外，其他方面的症状可能不全存在。主要症状可有如下几个方面。

(一) 甲状腺方面

原发性甲亢的甲状腺体积常呈对称性、弥散性肿大，一般不引起压迫症状。由于腺体的血管扩张和血流加速，触诊时可有震颤，听诊时可有杂音，尤其在甲状腺上动脉进入上极处更为明显。利用放射性碘的测定，估计进入正常甲状腺的血流量每分钟为 50~60mL；严重功能亢进的甲状腺血流量可增至每分钟 1000mL 以上。

(二) 自主神经系统方面

自主神经系统方面表现为交感神经功能的过度兴奋，尤其在原发性甲亢中更为显著。患者多言、性情急躁、易激动，且常失眠。两手常有细而速的颤动。在严重病例中，舌与足亦有颤动。患者常有热感，容易出汗，皮肤常较温暖，这都说明血管舒缩功能的异常兴奋。

(三) 眼症方面

典型的是双侧眼球突出、眼裂增宽和瞳孔散大。个别患者突眼严重，上下眼睑闭合困难，甚至不能盖住角膜。患者视力减退，畏光、复视，眼部胀痛、流泪。但突眼的严重程度与甲亢的严重程度并无关系。

突眼的病理特征是眼球后纤维、脂肪组织增多，眼肌间质水肿，有显著的淋巴细胞浸润和亲水性黏多糖和透明质酸沉积。突眼患者多伴有促甲状腺激素受体抗体 (TRAb) 阳性，但也有阴性者，因而引起突眼的原因尚未明了。近年研究发现，眼球后组织内存在特异性抗原，在患者血清中发现有眶内成纤维细胞结合抗体水平的升高。突眼就是这种特异性免疫球蛋白不断作用于眼球后组织抗原的后果，使球后成纤维细胞活性增强，黏多糖分泌增多，进而使球后脂肪组织增多、眼肌间质水肿。因此，突眼是与甲亢不同的另一种自身免疫性疾病。

一般认为，眼裂增宽和瞳孔散大是由于丘脑下部颈交感神经中枢的过度兴奋引起的。上、下睑板肌和瞳孔开大肌均为交感神经支配的平滑肌，二肌的紧张性收缩会引起眼裂增宽和瞳孔散大。

其他不常出现的眼部特征：①眼向下看时，上眼睑不随眼球下闭，在角膜上方露出巩膜一条。②凝视时极少瞬目。③双眼集合能力甚差。

(四) 循环系统方面

循环系统可有心悸、胸闷、气短。严重者可有甲亢性心脏病。其体征可有心动过速 (90~120次/分)，是本病最早最突出的表现，多为持续性窦性心动过速，在睡眠和休息时不会降低至正常范围。静息和睡眠时心率快慢与基础代谢率呈正相关。日久，左心逐渐扩张并肥大，且伴有收缩期杂音。在严重病例 (多为继发性甲亢) 出现心律失常，以心房颤动为最常见。最后出现心力衰竭。

(五) 消化系统方面

大多患者食欲亢进，但少数老年患者可出现厌食，以致恶病质。也有少数患者呈顽固性恶心、呕吐，以致体重在短期内迅速下降。

(六) 基础代谢率方面

基础代谢率显著增高，其程度与临床症状的严重程度一致。轻度甲亢的基础代谢率为 +20% ~ 30%；中度为 +30% ~ 60%；严重病例常在 +60% 以上。

除上述的主要症状外，有时出现停经、阳痿 (内分泌紊乱) 等症状。个别患者还伴有周期性瘫痪 (钾代谢障碍)。极个别患者伴有局限性胫前黏液性水肿，常与严重突眼同时或先后发生。表现为双侧小腿前方下段和足背的皮肤呈暗红色、粗糙、变韧，形成大小不同的片状结节，含有黏多糖沉积。机制目前尚不清楚，一般认为与突眼一样，为自身免疫性疾病。

三、甲状腺功能亢进症的诊断

甲亢的诊断主要依靠临床表现，结合一些特殊检查。甲亢常用的特殊检查方法如下。

(一) 实验室检查

甲亢时，血清 T_3 可高于正常 4 倍，而 T_4 仅为正常的 2.5 倍，因此 T_3 测定对甲亢的诊断具有较高的敏感性。血清 TSHR-Ab 的测定对诊断格雷夫斯病有一定帮助。

(二) 基础代谢率测定

根据脉压和脉率计算，或者用基础代谢率测定器测定。后者较可靠，但前者简便。常用计算公式为：基础代谢率＝(脉率＋脉压)－111。测定基础代谢率要在完全安静、空腹时进行。正常值为 ±10%；+20% ~ 30% 为轻度甲亢，+30% ~ 60% 为中度甲亢，+60% 以上为重度甲亢。

(三) 甲状腺摄 ^{131}I 率的测定

正常甲状腺 24 小时内摄取的 ^{131}I 量为人体总量的 30% ~ 40%。如果在 2 小时内甲状腺摄取 ^{131}I 量超过人体总量的 25%，或者在 24 小时内超过人体总量的 50%，且吸 ^{131}I 高峰提前出现，均可诊断为甲亢。

四、甲状腺功能亢进症的治疗

(一) 手术适应证及禁忌证

1. 原发性甲状腺功能亢进

文献报道，手术治疗的治愈率可达 90% 以上，手术死亡率 <0.1%，术后复发率约为 3%。

(1) 结合近年国内指南建议甲状腺功能亢进手术适应证

①甲状腺肿大压迫邻近器官 (如气管受压致呼吸障碍、喉返神经受压致声嘶等) 或胸骨后甲状腺肿或甲状腺明显肿大 (Ⅲ 度以上肿大或甲状腺 ≥ 80g)。

② ATD 治疗后复发，且甲状腺肿大 Ⅱ 度以上。

③放射碘相对低摄取 <40% ；证实或怀疑为甲状腺恶性肿瘤 (如细胞学检查怀疑或不能定性)。

④合并甲状旁腺功能亢进需要手术治疗的。

⑤计划在 4 ~ 6 个月内怀孕的女性，尤其是伴 TRAb 高值者 (如在选择放射碘治疗后甲状腺功能无法恢复正常)。

⑥中到重度活动性 Graves 眼病 (GO)。

(2) 结合近年国内指南建议甲状腺功能亢进手术禁忌证

①青少年患者切除双侧甲状腺可能影响身体发育。

②甲状腺功能亢进症状轻，仅轻度甲状腺肿大。

③伴有严重心、肝、肾器质性病变的老年人，不能耐受手术者。

④合并恶性眼球突出，术后有可能加重者。

⑤相对禁忌证为术后复发，再次手术可能损伤周围的组织器官等。

指南新增加的内容认为，妊娠作为相对禁忌证，在需要快速控制甲状腺功能亢进症状和 ATD 不能使用的情况下可行手术治疗。在妊娠早期和妊娠晚期应避免甲状腺切除术，因为在妊娠早期麻醉药物可致胎儿畸形，妊娠晚期能增加早产风险。甲状腺切除术在妊娠中期相对安全，但也不是零风险（4.5%～5.5%的早产可能）。

2. 继发性及特殊类型甲状腺功能亢进

指南推荐的手术适应证：出现颈部压迫症状和体征，考虑合并甲状腺癌，合并甲状旁腺功能亢进须手术治疗者，甲状腺≥80g，甲状腺肿扩展至胸骨下或胸骨后，不具备摄取放射碘能力须快速纠正甲状腺毒症状态。

毒性结节性甲状腺肿（TMNG）或毒性腺瘤（TA）选择手术前需权衡的因素与甲状腺功能亢进的手术治疗禁忌证类似。

（二）手术治疗的术前准备

术前准备是为了避免甲状腺功能亢进患者在基础代谢率高亢的情况下进行手术的危险，术前应采取充分而完善的准备以保证手术顺利进行和预防术后并发症的发生。

1. 一般准备

对精神过度紧张或失眠者可适当应用镇静和催眠药以消除患者的恐惧心理。心率过快者，可口服利血平 0.25mg 或普萘洛尔 10mg，每日 3 次。发生心力衰竭者应予以洋地黄制剂。

2. 术前检查（除全面体格检查和必要的化验检查外）

（1）颈部 X 线片，了解有无气管受压或移位。

（2）详细检查心脏有无扩大、杂音或心律失常等，并做心电图检查。

（3）喉镜检查，确定声带功能。

（4）测定基础代谢率，了解甲状腺功能亢进程度，选择手术时机。

3. 药物准备

是术前用于降低基础代谢率的重要环节。

（1）抗甲状腺药物加碘剂

可先用硫脲类药物，通过降低甲状腺素的合成，并抑制体内淋巴细胞产生自身抗体从而控制因甲状腺素升高引起的甲状腺功能亢进症状，待甲状腺功能亢进症状得到基本控制后，即改服 2 周的碘剂，再进行手术。由于硫脲类药物甲基或丙硫氧嘧啶或甲巯咪唑、卡比马唑等能使甲状腺肿大和动脉性充血，手术时极易发生出血，增加了手术的困难和危险。因此，服用硫脲类药物后必须加用碘剂 2 周待甲状腺缩小变硬，血管数减少后手术。此方法可靠，但准备时间较长。

（2）单用碘剂

症状不重，以及继发性甲状腺功能亢进和高功能腺瘤也可开始即用碘剂，2～3 周后甲状腺功能亢进症状得到基本控制（患者情绪稳定，睡眠良好，体重增加，脉率 <90 次 / 分以下，基础代谢率 <+20%），便可进行手术。但少数患者，服用碘剂 2 周后，症状减轻不明显，此时，可在继续服用碘剂的同时，加用硫氧嘧啶类药物，直至症状基本控制，停用硫氧嘧啶类药物后，继续单独服用碘剂 1～2 周，再进行手术。

需要说明：碘剂的作用在于抑制蛋白水解酶，减少甲状腺球蛋白的分解，从而抑制甲状腺素的释放，碘剂还能减少甲状腺的血流量，使腺体充血减少，因而缩小变硬。常用的剂量是复方碘化钾溶液，每日 3 次；第 1 日每次 3 滴，第 2 日每次 4 滴，以后逐日每次增加 1 滴，至每次 16 滴为止，然后维持此剂量。但由于碘剂只抑制甲状腺素释放，而不抑制其合成，因此一旦停服碘剂后，储存于甲状腺腺泡内的甲状腺球蛋白大量分解，甲状腺功能亢进症状可重新出现，甚至比原来更为严重。因此，凡不准备施行手术者不要服用碘剂。

对于常规应用碘剂或合并应用硫氧嘧啶类药物不能耐受或无效者，有主张单用普萘洛尔或与碘剂合用作术前准备。普萘洛尔是一种肾上腺素能 β 受体阻滞剂，能控制甲状腺功能亢进的症状，缩短术前准备的时间，且用药后不引起腺体充血，有利于手术操作，对硫脲类药物效果不好或反应严重者可改用此药。普萘洛尔因能选择性阻断各种靶器官组织上的 β 受体对儿茶酚胺的敏感性，抑制肾上腺素的效应而改善甲状腺功能亢进的症状。剂量为每 6 小时口服给药 1 次，每次 20～60mg，一般 4～7 天脉率降至正常水平时，便可施行手术。由于普萘洛尔在体内的有效半衰期不到 8 小时，所以最末一次口服普萘洛尔要在术前 1～2 小时；术后继续口服普萘洛尔 4～7 天。此外，术前不要服用阿托品，以免引起心动过速。

(三) 手术治疗

甲状腺大部切除术对中度以上的甲状腺功能亢进是有效的疗法，能使90%～95%的患者获得痊愈，手术死亡率低于1%。手术治疗的缺点是有一定的并发症和4%～5%的患者术后甲状腺功能亢进复发，也有少数患者术后发生甲状腺功能减退。建议手术主要用于 Graves 病和毒性甲状腺肿。手术治疗的优点是具有非常高的有效性和具备组织病理学评估的可能性。在 Graves 病中，首选甲状腺全切除术以确保甲状腺完全切除和消除甲状腺抗原。在毒性甲状腺肿中，大型甲状腺肿压迫周围组织及疑似恶性肿瘤的甲状腺结节，应进行全甲状腺切除术。

(1) 麻醉可用颈丛神经阻滞，效果良好，可了解患者发音情况，避免损伤喉返神经。但对于精神较易紧张的甲状腺功能亢进患者，建议首选气管插管全身麻醉，以保证呼吸道通畅和手术的顺利进行。

(2) 手术应轻柔、细致，认真止血、注意保护甲状旁腺和喉返神经。还应注意以下几点。

①充分显露甲状腺腺体：应紧贴甲状腺上极结扎，切断甲状腺上动静脉，以避免损伤喉上神经；如要结扎甲状腺下动脉，则要尽量离开腺体背面，靠近颈总动脉结扎其主干，以避免损伤喉返神经。

②切除腺体数量：应根据腺体大小或甲状腺功能亢进程度决定。通常需切除腺体的80%～90%，并同时切除峡部；每侧残留腺体以如成人拇指末节大小为适当(3～4g)。腺体切除过少容易引起复发，过多又易发生甲状腺功能低下(黏液水肿)。必须保存两叶腺体背面部分，以免损伤喉返神经和甲状旁腺。

③严格止血：对较大血管(如甲状腺上动静脉，甲状腺中、下静脉)，应分别采用双重结扎，防止滑脱出血。手术也应常规放置橡皮片引流24～48小时，并随时观察和及时引流切口内的积血，预防积血压迫气管，引起窒息。

④术后观察和护理：术后当日应密切注意患者呼吸、体温、脉搏、血压的变化；预防甲状腺功能亢进危象发生。如脉率过快，可使用利血平肌内注射。患者采用半卧位，以利呼吸和引流切口内积血；帮助患者及时排出痰

液，保持呼吸道通畅。此外，患者术后要继续服用复方碘化钾溶液，每日 3 次，每次 10 滴，共 1 周左右；或由每日 3 次，每次 16 滴开始，逐日每次减少 1 滴。

（3）术后常见并发症。

①术后呼吸困难和窒息

多发生在术后 48 小时内，是术后最危急的并发症。常见原因如下。第一，切口内出血压迫气管：因手术时止血（特别是腺体断面止血）不完善或血管结扎线滑脱所引起。第二，喉头水肿：主要是手术创伤所致，也可因气管插管引起。第三，气管塌陷：是气管壁长期受肿大甲状腺压迫，发生软化，切除甲状腺体的大部分后软化的气管壁失去支撑的结果。

后两种情况的患者，由于气道堵塞可出现喘鸣及急性呼吸道梗阻。

临床表现为进行性呼吸困难、烦躁、发绀，甚至发生窒息。如还有颈部肿胀、切口渗出鲜血时，多为切口内出血所引起者。发生上述情况时，必须立即行床旁抢救，及时剪开缝线，敞开切口，迅速除去血肿；如此时患者呼吸仍无改善，则应立即施行气管切开；情况好转后，再送手术室做进一步的检查、止血和其他处理。因此，术后应常规在患者床旁放置无菌的气管切开包和手套，以备急用。

②喉返神经损伤

发生率约 0.5%。大多数是因手术处理甲状腺下极时，不慎将喉返神经切断、缝扎或挫夹、牵拉，造成永久性或暂时性损伤。少数也可由血肿或瘢痕组织压迫或牵拉而发生。损伤的后果与损伤的性质（永久性或暂时性）和范围（单侧或双侧）密切相关。喉返神经含支配声带的运动神经纤维，一侧喉返神经损伤，大都引起声嘶，术后虽可由健侧声带代偿性地向患侧过度内收而恢复发音，但喉镜检查显示患侧声带依然不能内收，因此不能恢复其原有的音色。双侧喉返神经损伤，视其损伤全支、前支抑或后支等不同的平面，可导致失声或严重的呼吸困难，甚至窒息，需立即做气管切开。由于手术切断、缝扎、挫夹、牵拉等直接损伤喉返神经者，术中立即出现症状。而因血肿压迫、瘢痕组织牵拉等所致者，则可在术后数日才出现症状。切断、缝扎引起者属永久性损伤，挫夹、牵拉、血肿压迫所致则多为暂时性，经理疗等及时处理后，一般在 3 ~ 6 个月逐渐恢复。

③喉上神经损伤

多发生于处理甲状腺上极时，离腺体太远，分离不仔细和将神经与周围组织一同大束结扎所引起。喉上神经分内（感觉）、外（运动）两支。若损伤外支会使环甲肌瘫痪，引起声带松弛、音调降低。内支损伤，则喉部黏膜感觉丧失，进食特别是饮水时，容易误咽发生呛咳。一般经理疗后可自行恢复。

④手足抽搐

因手术时误伤及甲状旁腺或其血液供给受累所致，血钙浓度下降至2.0mmol／L以下，严重者可降至1.0～1.5mmol／L（正常为2.25～2.75mmol／L），神经肌肉的应激性显著增高，多在术后1～3天出现手足抽搐。多数患者只有面部、唇部或手足部的针刺样麻木感或强直感，经过2～3周后，未受损伤的甲状旁腺增生肥大，起到代偿作用，症状便可消失。严重者可出现面肌和手足伴有疼痛感觉的持续性痉挛，每日发作多次，每次持续10～20分钟或更长，严重者可发生喉和膈肌痉挛，引起窒息死亡。切除甲状腺时，注意保留腺体背面部分的完整。切下甲状腺标本时要立即仔细检查背面甲状旁腺有无误切，发现时设法移植到胸锁乳突肌中等，均是避免并发症发生的关键。

发生手足抽搐后，应限制肉类、乳品和蛋类等食品（因含磷较高，影响钙的吸收）。抽搐发作时，立即静脉注射10%葡萄糖酸钙或氯化钙10～20mL。症状轻者可口服葡萄糖酸钙或乳酸钙2～4g，每日3次；症状较重或长期不能恢复者，可口服维生素 D_3，每日5万～10万U，以促进钙在肠道内的吸收。口服双氢速甾醇（DT_{10}）油剂能明显提高血中钙含量，降低神经肌肉的应激性。还可用同种异体带血管的甲状腺－甲状旁腺移植。

⑤甲状腺危象

是甲状腺功能亢进的严重合并证。临床观察发现：危象发生与术前准备不够、甲状腺功能亢进症状未能很好控制及手术应激有关。根据危象时患者的主要表现［高热（>39℃）、脉快（>120次／分）、同时合并神经、循环及消化系统严重功能紊乱，如烦躁、谵妄、大汗、呕吐、水泻等］反映出，本病是因甲状腺素过量释放引起的暴发性肾上腺素能兴奋现象。若不及时处理，可迅速发展至昏迷、虚脱、休克甚至死亡，病死率为20%～30%。治疗包括以下几项。

第一，肾上腺素能阻滞剂：可选用利血平 1～2mg 肌内注射或胍乙啶 10～20mg 口服。前者用药 4～8 小时后危象可有所减轻；后者在 12 小时后起效。还可用普萘洛尔 5mg 加 5%～10% 葡萄糖注射液 100mL 静脉滴注以降低周围组织对肾上腺素的反应。

第二，碘剂：口服复方碘化钾溶液，首次为 3～5mL 或紧急时用 10% 碘化钠 5～10mL 加入 10% 葡萄糖注射液 500mL 中静脉滴注，以降低血液中甲状腺素水平。

第三，氢化可的松：每日 200～400mg，分次静脉滴注，以拮抗过多甲状腺素的反应。

第四，镇静药：常用苯巴比妥钠 100mg 或冬眠合剂 Ⅱ 号半量，6～8 小时肌内注射 1 次。

第五，对症支持治疗：发热者应积极物理降温，如湿袋、冰袋等，必要时可给予中枢性解热药或予以人工冬眠合剂（哌替啶 100mg，氯丙嗪 50mg，异丙嗪 50mg，混合后静脉持续泵入）。注意，避免使用水杨酸类解热药，因其可增高患者代谢率，并促使游离 T_3、T_4 水平增高。

第六，静脉输入大量葡萄糖注射液补充能量，吸氧，以减轻组织的缺氧。

第七，有心力衰竭者，加用洋地黄制剂。

第八，对上述项常规治疗效果不满意，可选用血液透析、腹膜透析、血浆置换等方式迅速降低血中甲状腺激素（TH）浓度。

五、甲状腺功能亢进症的护理

（一）甲状腺功能亢进症的护理评估

（1）了解患者健康史、患甲状腺功能亢进症病程、治疗用药情况，有无吸烟。

（2）评估患者目前的症状与体征，如甲状腺肿大程度、情绪、性格变化情况，是否有怕热、多汗、食欲亢进、消瘦等。测定基础代谢率。

（3）了解患者术前准备情况，T3、T4 值和服碘的时间。

（4）了解患者及家属对疾病治疗和预后的认识以及配合程度。

(二) 甲状腺功能亢进症的健康指导

(1) 指导患者保持情绪稳定，避免加重病情。

(2) 指导声嘶者做发音训练。

(3) 交代患者术后严格按医嘱服药，勿增减或停药，以免病情恶化。

(4) 嘱患者定期门诊复查，以了解甲状腺的功能。如出现心悸、手足震颤、抽搐等情况及时就诊。

第二节　甲状腺肿瘤的诊疗与护理

一、甲状腺良性肿瘤的诊疗

(一) 甲状腺腺瘤

甲状腺腺瘤是最常见的甲状腺良性肿瘤。按形态学可分为滤泡状和乳头状囊性腺瘤两种。滤泡状腺瘤多见，周围有完整的包膜；乳头状囊性腺瘤少见，常不易与乳头状腺癌区分。本病多见于 40 岁以下的妇女。

1. 甲状腺腺瘤的临床症状

常是在常规体检期间偶然发现的一种孤立、无痛、活动的肿块或在其他原因的放射学检查期间发现的，常为甲状腺腺体内单个边界清楚的结节，一般有完整的包膜，直径多为 1~10cm；有时患者存在缓慢生长结节病史可数月至数年，可合并结节性甲状腺肿，致甲状腺功能亢进（20%）或癌变（10%）。高功能甲状腺腺瘤患者可有颈部不适，吞咽困难，特别是自发性出血时。甲状腺腺瘤的组织学类型可分为滤泡性腺瘤、乳头状腺瘤和不典型腺瘤，滤泡性腺瘤较为多见，它们具有某些共同的组织学特点，又具有各自不同的病理表现。其共同的组织学特点：①常为单个结节，有完整包膜。②肿瘤的组织结构与周围甲状腺组织不同。③瘤体内部结构具有相对一致性（变性所致改变除外）。④对周围组织有挤压。

碘缺乏，各种辐射和遗传综合征可能与甲状腺腺瘤发展有病因学关系，这都被认为是单克隆增殖。多个甲状腺腺瘤应该引起临床怀疑是否伴有遗传性综合征（PTEN– 错构瘤肿瘤综合征）。目前甲状腺腺瘤患者的年龄范围很广，在 50 ~ 60 岁存在发病高峰。患者通常表现为甲状腺功能正常，并且很少发生亢进（"有毒腺瘤"）或功能减退。如果出现肿瘤出血或由于大肿瘤的压迫症状，可能会出现颈部疼痛或胀痛。

2. 甲状腺腺瘤的诊断

众所周知，甲状腺腺瘤是一种良性肿瘤，然而存在恶变的可能性。早期诊断和治疗对临床治疗的选择有很重要的意义和价值。

（1）血清学检查

检测甲状腺的功能状态，甲状腺腺瘤可以同时合并临床或亚临床甲状腺功能减退，也可以伴有临床或亚临床甲状腺功能亢进。

（2）辅助检查

甲状腺腺瘤的辅助检查如表 4-1 所示。

表 4-1 甲状腺腺瘤的辅助检查

甲状腺腺瘤的辅助检查	主题描述
多普勒超声	目前是诊断甲状腺疾病的常用方法之一。这种诊断方法不仅可以获得患者甲状腺二维超声图像，了解甲状腺形态和结构变化，还可以通过形态和结构了解病变和周围血流的状态，有助于诊断甲状腺腺瘤。腺瘤体积较小时多为低回声；体积较大以混合性回声居多，因腺瘤通常伴有囊性变、出血、钙化、纤维化等病理现象；结节周围低回声晕环是甲状腺腺瘤的典型特征之一，也是超声诊断与鉴别诊断的重要依据之一 滤泡性甲状腺腺瘤：多为实质性，有完整包膜，50% 以上可发生退行性变，包括软化、囊变、出血、坏死及钙化 乳头状囊腺瘤：极少见，有完整包膜，特点是有乳头和囊肿形成，有乳头状结构者有较大概率的恶性可能 非典型腺瘤：占腺瘤的 2% ~ 5%，有包膜，10% ~ 25% 有癌变可能，约有 20% 转化为自主性甲状腺腺瘤，可引起继发性甲状腺功能亢进 声像图特点：瘤体类圆形，常单发，边缘光滑，完整，分界清楚；如为实性，边缘多可见环绕结节的低回声晕症；如伴有囊变、出血，结节内可见不规则无回声区

甲状腺腺瘤的辅助检查	主题描述
CT 检查	腺瘤较小时，一般不引起甲状腺形态的改变。结合临床症状典型的甲状腺腺瘤可表现为边界稍低或密度低的单发肿瘤，肿瘤囊壁完整，边缘整齐，增强后病灶均匀强化但低于正常甲状腺组织强化。实性腺瘤较小时呈均匀性增强，较大时往往增强不均匀。当甲状腺腺瘤较大时，可能发生囊性病变或出血，扫描增强
超声引导下的 FNAB	是研究甲状腺结节最重要的工具之一。FNAB 传统上被定义为甲状腺结节潜在病理学研究方法，特别是在超声引导下。FNAB 是区分良（恶）性结节并指导其进一步治疗的一种至关重要的诊断方法。所有活检结节中约 60% 报告为良性，10% 存在恶性肿瘤的确定性标准，30% 不能仅使用其细胞学特征来定义。FNAB 必须具备以下 3 个条件：①样本的量需足够。②有经验丰富的细胞学专家读片。③穿刺到指定的病变位置
甲状腺核素显像检查	放射性核素甲状腺显影可反映甲状腺结节的功能，为甲状腺结节的诊治提供依据。临床上可将甲状腺结节划分为热、温、凉、冷 4 类结节。甲状腺腺瘤多表现为温结节，如腺瘤内出血、钙化多表现为凉结节或冷结节 热结节：在甲状腺显影过程中，结节部位摄取放射性核素情况较周围正常甲状腺组织高，局部异常放射性浓聚，其周围正常甲状腺组织显影差，甚至不显影。热结节多见于甲状腺高功能腺瘤 温结节：结节部位摄取放射性核素情况与周围正常甲状腺组织基本相似，温结节多见于甲状腺腺瘤、慢性淋巴细胞性甲状腺炎等 冷结节：结节部位无摄入放射性核素情况，甲状腺组织中有放射性缺损灶。冷结节多见于甲状腺癌、甲状腺囊肿、腺瘤囊性变、出血等 凉结节：结节部位摄入放射性核素情况低于周围正常甲状腺组织，但高于本底；其临床意义与冷结节相似
甲状腺磁共振成像检查	MRI 扫描可见甲状腺实质内孤立结节，边缘光滑、锐利，其内信号均匀，增强扫描后呈均匀强化。甲状腺孤立结节、边缘光滑及信号均匀，均有利于做出甲状腺腺瘤的诊断。当腺瘤内有内出血时，其 T_1 加权信号为高信号

(二) 其他甲状腺良性肿瘤

甲状腺内也可能会发生畸胎瘤，主要是由上皮、神经等多种组织混合组成，但以神经组织混合为主。甲状腺良性畸胎瘤多发生于婴儿，如发生于成年人，多为恶性。除腺瘤与畸胎瘤以外，其他甲状腺良性肿瘤极为少见，偶有血管瘤及平滑肌瘤的个案报道。

1. 畸胎瘤

（1）诊断

可根据临床表现及颈部 X 线摄片，患儿甲状腺区有单个或多个结节，生长速度缓慢，巨大结节可能导致邻近器官出现压迫症状，如压迫气管出现呼吸困难，压迫喉返神经后出现声嘶，常不伴有颈部淋巴结肿大。颈部 X 线摄片可查见钙化灶、骨骼或者牙齿等小块组织影。B 超可见单个或多个结节。

（2）治疗

手术治疗效果良好，大多数患者选择患侧腺叶切除。术中若查明病理为恶性，则按甲状腺恶性肿瘤原则处理。

2. 血管瘤及平滑肌瘤

（1）诊断

常表现为颈部单发结节，生长缓慢，表面光滑，随吞咽上下活动，B 超发现甲状腺结节，主要依靠病理确诊。

（2）治疗

手术治疗效果佳，主要选择患侧腺叶切除或者大部分切除术，待病理进一步确诊。

(三) 甲状腺良性肿瘤的治疗

1. 非手术治疗

对于无症状的良性甲状腺肿瘤患者，如甲状腺功能正常、肿瘤生长缓慢，可以不给予特殊治疗，临床密切随访，定期体检、B 超检查。

2. 中医药治疗

中医药治疗甲状腺良性肿瘤有一些独特的优势和潜力，但目前没有规范性的治疗措施。

3. 手术治疗

目前治疗甲状腺良性肿瘤最有效、最直接的方法仍是外科手术切除。腔镜手术、改良低体位小切口手术的迅猛发展和普及开展，给患者带来缩短手术切口及美观的福音。

（1）手术适应证

①孤立性甲状腺腺瘤。②多发性甲状腺腺瘤。③甲状腺腺瘤体积较大，有压迫症状。④体积较大，影响患者日常工作和生活者。⑤高功能甲状腺腺瘤患者且内科治疗失败或拒绝内科治疗者。

（2）手术禁忌证

①合并严重的心、肺、脑、肾等器官功能衰竭不能耐受手术或麻醉者。②妊娠后期合并甲状腺功能亢进者，妊娠后期甲状腺腺瘤患者建议手术应延期至产后。

（3）手术原则

要求尽可能地切除病变瘤体又尽可能多地保留健康的甲状腺组织，防止甲状腺功能减退及术后并发症的发生。根据甲状腺腺瘤的大小，手术方式可分为患侧腺叶切除及腺体部分或者次全切除术。由于甲状腺腺瘤结节一般多发，手术通常只能发现并切除较大腺瘤，较小腺瘤容易遗漏，这为日后复发埋下隐患。

4. 激光或射频消融治疗

随着临床医师对于甲状腺功能和美容外观的认知，低温等离子射频消融技术是一种近几年出现的微创新技术，具有切割和凝血的优势，对切除之外的组织损伤轻微，在临床应用中取得了较好的效果。

二、甲状腺恶性肿瘤的诊疗

（一）甲状腺乳头状癌

甲状腺乳头状癌是最常见的甲状腺恶性肿瘤，占到所有甲状腺癌病例的85%左右，乳头状癌与滤泡型癌因其生物学特性、治疗方式、预后情况均类似，合称为分化型甲状腺癌，预后较好。

1. 甲状腺乳头状癌的临床表现

大多数甲状腺癌患者没有临床症状。通常在体检时通过甲状腺触诊和颈部超声检查而发现甲状腺肿块。合并甲状腺功能异常时可出现相应的临床表现，如甲状腺功能亢进或甲状腺功能减退。癌肿较大时可出现压迫症状，常可压迫气管、食管，使气管、食管移位。肿瘤局部侵犯重时可出现声嘶、吞咽困难或交感神经受压引起霍纳综合征。颈淋巴结转移也可引起明显的颈部肿块，导致患者就诊。查体可以发现甲状腺腺体内形状不规则、与周围组织粘连固定、质地硬、边界不清的结节，早期可随吞咽运动上下移动，后期可浸润周围器官、肌肉导致不能移动。如伴有颈部淋巴结转移，可触诊颈部淋巴结肿大。

2. 甲状腺乳头状癌的诊断与鉴别诊断

结合颈部肿物病史、体格检查和甲状腺彩超结果，多数术前可以对甲状腺结节的性质进行初步评估，超声引导下 FNA 结果可以进一步定性诊断甲状腺癌。甲状腺乳头状癌需要与甲状腺良性结节、其他类型的甲状腺癌、甲状舌骨囊肿、腮裂囊肿等鉴别，以淋巴结肿大为主要表现的甲状腺癌尚需要和颈部转移性癌、淋巴结结核、淋巴瘤等鉴别。

3. 甲状腺乳头状癌的治疗

一旦确诊甲状腺癌，均有明确的手术指征。而对于临床高度怀疑甲状腺癌的患者，即使细针穿刺结果阴性，也应向患者讲明手术的必要性。尽管目前有学者认为对于低危的甲状腺乳头状癌密切观察也是一种选择，但必须注意的是我国患者普遍依从性较差，绝大多数不能坚持长期的规律随访，因而很有可能无法及时发现疾病的进展，延误治疗，从而导致严重后果。

甲状腺乳头状癌目前手术治疗的最小范围为腺叶切除已达成共识，对于局限在单侧叶内的直径 <4cm 的甲状腺癌灶，如无多灶性、腺体外浸润和临床淋巴结转移证据，均可考虑腺叶切除。而对于小癌肿（<1cm）、低危、单病灶、局限在腺体内的乳头状癌、没有淋巴结受累证据、无局部放疗病史和家族史的患者可首选腺叶切除。针对转移性的淋巴结进行治疗性的规范颈淋巴结清扫已被广泛接受。颈淋巴结清扫可包括中央区淋巴结清扫（清扫范围应包括Ⅵ区和Ⅶ区淋巴结，即喉前淋巴结、气管前淋巴结、气管食管沟淋巴结和胸骨上窝淋巴结，右侧中央区淋巴结清扫还应包括喉返神经深面的

淋巴结)和侧颈区淋巴结清扫(清扫范围应包括Ⅱ区、Ⅲ区、Ⅳ区和Ⅴ区淋巴结)。

目前,对于临床没有淋巴结转移证据的cN0患者是否进行预防性的清扫仍存在争议。国内2017年公布的《甲状腺侧颈区清扫专家共识》中明确提出:不应进行预防性侧颈区淋巴结清扫。既往研究表明,cN0患者行预防性中央区淋巴结清扫可以发现较高的淋巴结转移率(30%~90%,学者中心统计数据约为55%),而二次手术清扫中央区淋巴结难度增大,神经和甲状旁腺损伤的概率明显增加。因而国内2016年发布的《甲状腺微小乳头状癌诊断与治疗专家共识》中建议:在有技术保障的前提下行预防性中央区淋巴结清扫。

近年来,射频消融技术在甲状腺疾病治疗中的报道越来越多,甚至也有一些针对甲状腺癌射频消融的报道,但部分学者对于射频消融治疗甲状腺癌一直持反对态度。射频治疗是一种热凝固治疗,利用肿瘤细胞对热的耐受能力比正常细胞差的特性,射频发生器通过插入组织中的电极发出射频电流,形成回路,通过组织中分子摩擦而产热,局部温度可达90℃而导致肿瘤组织发生坏死,确实可以起到治疗肿瘤的目的。但是,射频消融无法确认癌灶病理,也无法确诊滤泡性癌,因而无法筛选高危患者指导后续治疗。射频消融无法处理甲状腺乳头状癌最常见的中央区淋巴结转移,也无法处理多发病灶,无法确定肿瘤分期。目前也没有办法确认消融治疗是否彻底、是否有癌肿残留,而对于明确有残留的患者,消融治疗后手术难度增大,手术风险增加。并且消融治疗后甲状腺组织呈现热凝固坏死状态,超声下很难评估,不利于随访。

神经损伤和甲状旁腺损伤仍是甲状腺手术最常见的并发症,一般均以6个月为界,超过6个月未恢复者定义为永久性损伤。甲状腺手术喉返神经损伤的发生概率文献报道为0.3%~15.4%。喉返神经损伤的常见原因有肿瘤粘连或侵犯神经、手术操作等。如果肿瘤侵犯喉返神经,可根据情况行肿瘤削除或一并切除神经。如果切除神经,建议有条件时行一期神经移植或修复。一侧喉返神经损伤,术后同侧声带麻痹,出现声嘶、饮水呛咳。手术操作本身(如热传导、牵拉等)可能损伤喉返神经,这种情况并不能完全避免。双侧喉返神经损伤,术后可出现呼吸困难,危及生命,手术同期应行气管切开术，保证气道通畅。喉上神经外支损伤，患者术后声音变低沉，而内支损伤相应口咽部的感觉功能减退，可以出现饮水呛咳。术中处理甲状腺上动静脉时应注意紧贴甲状腺腺体精细解剖，可减少喉上神经损伤的概率。神经监测（IONM）技术可帮助术中定位喉返神经和喉上神经外支，有效减少神经损伤，如有神经损伤还可帮助定位损伤的节段。对二次手术、巨大甲状腺肿物、术前已有一侧神经麻痹等情况，建议有条件时使用 IONM。沿被膜精细解剖、术中显露喉返神经、合理应用能量器械、规范使用 IONM 可以减少神经损伤的概率。目前国际、国内均已出版甲状腺术中喉返神经、喉上神经外支保护共识与指南，对于临床有着重要的指导意义。

　　熟悉甲状旁腺解剖及分布的规律有利于术中寻找并保护甲状旁腺，有学者于 2013 年根据甲状旁腺与甲状腺的位置关系及原位保留的难易程度，首次将甲状旁腺分为 A、B 两型，认为 B 型比 A 型更容易原位保留，A1 型比 A2 型可能更容易原位保留，A3 型（腺内型）不可能原位保留。必须注意的是，仅仅原位保留甲状旁腺是不够的，还应有效保留甲状旁腺的血供，应采取精细化被膜解剖技术紧贴甲状腺被膜处理进出甲状腺的 3 级血管。2018 年再版的《甲状腺围手术期甲状旁腺功能保护指南》推荐，甲状腺手术中甲状旁腺功能保护宜遵循"1+X+1"的总策略，即：手术当中应至少保护好 1 枚旁腺；应把每一个发现的旁腺当成唯一的旁腺进行保护；对于具有中央区复发高危因素的患者，在原位保留至少 1 枚具有良好血供的甲状旁腺基础上，可策略性移植至少 1 枚甲状旁腺。纳米炭甲状旁腺负显影辨认保护技术有助于甲状腺手术中辨认及保护甲状旁腺，其疗效优于亚甲蓝的显影。文献报道，甲状腺术后永久性甲状旁腺损伤的发生率为 2%~15%，多见于全甲状腺切除后。主要表现为术后低钙血症，患者出现手足发麻感、口周发麻感或手足搐搦，给予静脉滴注钙剂可缓解。对于暂时性甲状旁腺功能减退，可给予钙剂缓解症状，必要时加用骨化三醇。为减轻患者术后症状，可考虑预防性给药。永久性甲状旁腺功能减退者，需要终身补充钙剂及维生素 D 类药物。

　　（1）危险度分层

　　甲状腺癌手术后应明确甲状腺癌的复发风险，进而制订后续治疗方案。高危复发风险应包含的因素：①远处转移。②肿瘤切除不完全。③肉眼可见的腺体外侵犯。④转移淋巴结直径≥3cm。中危复发风险因素则包括：①预后差的病理类型。②镜下发现腺体外侵犯。③脉管侵犯。④ 5 枚以上的直径 <3cm 的淋巴结转移。而局限在腺体内的癌肿，少于 5 枚淋巴结转移（淋巴结直径均 <0.2cm）的患者归入低危复发风险组。甲状腺乳头状癌的术后 ^{131}I 治疗和内分泌抑制治疗，均应以术后复发危险的因素分层为依据。

（2）甲状腺癌术后 ^{131}I 治疗

^{131}I 核素治疗是分化型甲状腺癌的重要治疗手段之一，其原理是利用了可能存在的残余病灶和复发病灶的吸碘功能和 ^{131}I 的放射性杀伤作用，从而起到消融病灶、防止复发的目的。甲状腺癌术后的 ^{131}I 治疗包括两个方面：清甲治疗和清灶治疗。清甲治疗：目的是清除可能的残余甲状腺，利于术后采用 TG 监测，一般推荐小剂量 ^{131}I，可以采用 30mCi 的起始剂量，一般适用于低危、中危复发风险的患者。清灶治疗：目的是清除残余病灶和（或）远处转移病灶，清灶治疗的同时兼顾了清甲治疗的目的，一般推荐较大剂量的 ^{131}I，可以采用 150～200mCi。^{131}I 治疗一般应在甲状腺全切除术的基础上进行。^{131}I 对于消除残余甲状腺、消除残余病灶和治疗肺、骨等远处转移都有较好的疗效，但对于转移淋巴结疗效欠佳。因而对于转移淋巴结和未达全切除的患者，应尽可能创造条件行甲状腺全切除和淋巴结清扫后再考虑 ^{131}I 治疗。一般情况下，清甲或清灶治疗后 TG 应接近 0，如清灶治疗后仍可发现残留病或者 TG 明显升高，可以考虑再次行 ^{131}I 治疗，但必须注意的是，^{131}I 是一种内放射治疗，有一定的不良反应，包括二次肿瘤的发生（特别是血液系统肿瘤）、唾液腺损伤和生殖器官损伤等，因此不应盲目扩大 ^{131}I 治疗指征，也不应盲目地反复采用 ^{131}I 治疗。对于青少年、育龄妇女、高龄患者和肾功能受损的患者，可酌情减少 ^{131}I 剂量。

（3）内分泌治疗

甲状腺乳头状癌术后应长期服用甲状腺素，一方面可以起到补充甲状腺素供机体新陈代谢需要的作用，另一方面补充甲状腺素至 TSH 较低水平，可以有效防止甲状腺癌术后复发。甲状腺激素，特别是左旋甲状腺激素，与天然自身合成甲状腺激素结构相似，不良反应小，利于长期口服。但必须注意的是可能发生的心脏相关病症，特别是心律失常；另外，长期大量口服甲状腺素也会导致骨质疏松，对于绝经后女性可能会增加骨折风险。基于甲状腺乳头状癌良好的预后，目前对于甲状腺癌术后内分泌治疗，也就是

TSH抑制治疗，多数采用双风险模型，一方面考虑甲状腺癌术后复发的风险，另一方面要考虑长期口服甲状腺素可能发生的不良反应，综合决定术后TSH抑制的范围。一般情况下，高危复发风险患者应控制TSH在0.1mU／L以下，中危复发风险患者可以将TSH控制在0.1～0.5mU／L，而低危复发风险患者可以将TSH控制在0.5～2.0mU／L即可。但是对于已行甲状腺全切除，术后评估也为低危未接受清甲治疗，而甲状腺球蛋白（TG）始终可以检测到的患者，也应控制TSH在0.1～0.5mU／L。对于复查没有发现复发，而患者合并心房纤颤、骨质疏松、骨折等疾病时，可以考虑适当放松TSH抑制范围，另外，如长期规律复发均未发现复发，也可在5～10年后适当放松TSH抑制范围。

（4）随访与预后

术后必要的^{131}I治疗完成后、TSH调整达标后，甲状腺乳头状癌随访一般6个月1次即可，复查项目应包含甲状腺功能、抗甲状腺抗体、甲状腺球蛋白和甲状腺彩超等。必须注意的是，在抗甲状腺球蛋白抗体升高的情况下，TG作为判断是否复发的依据的作用明显减弱。针对部分高危患者，可酌情缩短随访间隔以期及早发现复发。而对于低危、中危患者，长期复查均未发现复发、转移，可考虑延长随访间隔。

甲状腺乳头状癌是一种预后较好的恶性肿瘤，据美国SEER数据库的资料表明，2013年美国甲状腺癌5年生存率已经高达98.2%。而国内甲状腺癌预后则不容乐观，据2014年国家癌症中心发布的数据表明，甲状腺癌5年存活率仅为67.5%；此次发布数据包含了基层医院、二级医院和三级医院，可以较好地反映我国甲状腺癌的平均诊治水平。近年来，我国甲状腺外科事业蓬勃发展，早诊断、早治疗、手术治疗规范化和术后管理等方面均有明显的改进，部分"三甲"医院报道的甲状腺癌5年生存率已经超过90%，接近于国际领先水平。

（5）甲状腺微小乳头状癌

肿瘤直径≤1cm的甲状腺乳头状癌称为甲状腺微小乳头状癌（PTMC），据WHO数据表明，甲状腺癌近年来发病率明显增加，而其中增加的50%以上均为PTMC。肿瘤直径小、淋巴结转移和远处转移概率低、总体预后良好是PTMC的特点，因而国际国内对于PTMC的手术指征和手术范围均存在一定的争议。

日本学者 Ito 对于 l235 例经 FNA 证实的低危 PTMC 密切观察 6 年，发现 58 例（4.6%）患者病灶增大，19 例（1.5%）患者出现新发淋巴结转移，43 例（3.5%）患者进展为临床症状性甲状腺癌，最终仅有 15.5% 患者进行了手术治疗。2009 年美国甲状腺协会（ATA）指南中推荐，低危、单灶性、局限在腺体内、术前检查无淋巴结转移、无放射治疗史、无家族史的 PTMC 可以考虑行患侧腺叶切除术；而 2015 年版的 ATA 指南推荐，对于局限在腺体内、术前检查无淋巴结转移的 PTMC 首选患侧腺叶切除术，并且也首次提出对于特定的低危 PTMC 可以选择密切观察，不难看出指南对于 PTMC 的治疗趋于保守。

但是，必须引起重视的是，甲状腺癌存在多灶性的可能，文献报道 PTMC 至少 30% 可以存在多灶性，并且可以累及双侧腺叶。临床常见 PTMC 发生淋巴结转移，甚至偶有 PTMC 合并远处转移的报道，因而临床工作中对于 PTMC 选择密切观察不行手术应当慎重。中国抗癌协会甲状腺癌专业委员会在 2016 年针对目前 PTMC 的诊治现状发表了《甲状腺微小乳头状癌诊断与治疗专家共识》，对于 PTMC 的诊疗有重要的指导意义。共识中明确了 PTMC 应以手术治疗为主，采用密切观察的方式，目前争论较多。在未完全了解 PTMC 的临床生物学行为之前，应结合临床分期、危险评估综合分析，并与患者及其家属充分沟通后决定。PTMC 有以下情况也可以考虑密切观察：①非病理学高危亚型。②肿瘤直径≤5mm。③肿瘤不靠近甲状腺被膜且无周围组织侵犯。④无淋巴结或远处转移证据。⑤无甲状腺癌家族史。⑥无青少年或童年时期颈部放射暴露史。⑦患者心理压力不大，能积极配合。同时满足①—⑦条件的患者可建议密切观察（同时具备①—⑥属于低危 PTMC）。初始观察周期可设为 3~6 个月，之后根据病情进行调整，如病情稳定可适当延长，患者应签署知情同意书并最好有统一规范的观察记录。密切观察过程中出现下列情况应考虑手术治疗：①肿瘤直径增大超过 3mm。②发现临床淋巴结转移。③患者改变意愿，要求手术。

(二)甲状腺恶性淋巴瘤

临床上少见，约占甲状腺恶性肿瘤病例的 2%~3%，但却是致命和凶险的。该病过去常常不被认识，且被误诊为未分化癌。患者既往常有桥本病病史并伴有甲状腺肿大，短期内（2～3个月）甲状腺快速增大，常常是两侧一起增大，质地中硬，伴有气管和食管压迫，并伴有恶性肿瘤的全身表现。从彩超和 CT 上看本病常常是两侧甲状腺较为对称地肿大，这是与未分化癌主要的区别，此外，触诊时本病硬度不如未分化癌硬。彩超表现为弥散性低回声。由于本病对化疗敏感，所以，如果临床怀疑有本病，仅需穿刺活检或者局麻下行活检，待病理确诊后转化疗科即可。忌行大范围的切除手术。如果就诊时患者气管压迫明显，患者可能随时窒息，这种患者可以先给予泼尼松 20mg，一天 3 次，然后再做下一步的活检等检查。

（三）甲状腺癌的手术指征与术前准备

1. 手术指征

除甲状腺未分化癌外，所有甲状腺癌一旦确诊，均应尽快积极手术治疗（针对部分低危的 PTMC，在患者充分知情理解、签字同意的前提下，可以考虑密切观察）。对于已有局部明显浸润和（或）远处转移的未分化癌，手术治疗意义不大，手术目的仅仅是为了提高生活质量，对于延长生存意义不大。而对于局限在腺体内的甲状腺未分化癌，也应考虑积极的手术治疗。

2. 术前准备

评估患者一般情况，详细询问病史，针对合并疾病进行特殊术前准备，同时积极进行心理准备及生理准备。完善术前辅助检查（实验室检查、X 线胸片、心电图、B 超、CT 或 MRI 等），术前评估及辅助检查均无手术禁忌者，限期手术治疗。甲状腺手术应注意有无合并甲状腺功能亢进，如有则需按照甲状腺功能亢进术前准备进行。甲状腺恶性肿瘤需明确肿物位置、淋巴结状态、肿瘤与周围器官关系，以及有无远处转移，术前应做好气管、食管、血管等受侵犯而需要重建的准备，必要时多学科联合手术。针对特殊类型的甲状腺癌，如甲状腺髓样癌合并全身多发性内分泌综合征时，应注意全身其他器官的功能状态，将它们调整至可耐受手术时再尽快行甲状腺癌手术，注意不同器官手术的先后顺序。

三、甲状腺肿瘤的护理

甲状腺肿瘤的患者手术后的护理，包括饮食、功能锻炼以及心理等多方面，具体措施如下：

（1）饮食。术后的患者可以给予少量温水或凉水，没有呛咳或误咽时，可以逐步给予患者便于吞咽的温软流质饮食，如牛奶等，克服吞咽不适的困难，逐步过渡为半流质饮食以及软食，但是应该避免食用过热的食物，以免引起手术部位血管扩张，加重创口渗血。

（2）功能锻炼。卧床期间鼓励患者进行床上活动，以促进血液循环和切口愈合。进行颈部淋巴结清扫术的患者，切口愈合后应该进行肩关节和颈部的功能锻炼，随时保持患肢高于健侧，以防止肩下垂，而且功能锻炼应该至少持续到出院后3个月。

（3）心理调适。不同类型甲状腺肿瘤的患者，预后会有明显的差异，医护人员以及患者亲属应该给予患者鼓励与支持，帮助患者坚定治疗的决心。

（4）出院后定期复查，检查颈部、肺部以及甲状腺功能，若发现颈部结节、肿块时，应及时就诊，具体复诊时间应根据自身病情以及医生医嘱决定。

第五章 腹外疝的诊疗与护理

第一节 腹股沟疝

一、疝的基本概念

体内某个脏器或组织离开其正常解剖部位，通过先天或后天形成的薄弱点、缺损或孔隙进入另一部位，即称为疝。疝最多发生于腹部，腹部疝又以腹外疝为多见。腹外疝是由腹腔内的脏器或组织连同腹膜壁层，经腹壁薄弱点或孔隙，向体表突出所形成。

手术治疗是疝治疗的主要方式。

目前修补疝的补片根据所含成分可分为：聚丙烯类补片、聚酯类补片、膨体聚四氟乙烯（ePTFE）补片、聚羟基乙酸和聚乳酸羟基乙酸类补片、复合补片等几大类。聚丙烯类补片是目前临床中最常用的一类补片，其抗感染力和组织相容性较好、强度大，但与肠管接触可导致较严重的肠粘连。聚酯类补片有聚丙烯类补片类似的优点，且柔韧性好，但抗张力仅为前者的 $1/3$。ePTFE 补片的固定性及抗感染能力不及前两者，一旦感染需去除，但其与腹腔内脏器接触不会引起粘连。聚羟基乙酸和聚孔酸羟基乙酸类补片为可吸收材料的补片，抗感染力强。复合补片主要由聚丙烯和防粘连的 ePTFE 或可吸收材料制作而成。

二、腹股沟疝的概述

腹股沟疝分为斜疝和直疝两种。疝囊经过腹壁下动脉外侧的腹股沟管深环（内环）突出向内、向下、向前斜行经过腹股沟管，穿出腹股沟管浅环（外环），可进入阴囊，为腹股沟斜疝。疝囊经腹壁下动脉内侧的直疝三角区向前突出，不经过内环，也不进入阴囊，为腹股沟直疝。腹股沟斜疝是最常见的腹外疝，发病率占腹外疝的 $75\% \sim 90\%$。腹股沟疝发生率男性多于女性，男女比例约为 15：1，右侧比左侧多见。

腹股沟区解剖概要：腹股沟区下界为腹股沟韧带，内界为腹直肌外侧缘，上界为髂前上棘至腹直肌外侧缘的一条水平线。

三、腹股沟疝的临床表现及诊断

腹股沟区出现一个突出的包块是主要的临床表现。

（一）易复性斜疝

出现腹股沟区包块或伴有胀痛感。包块立位时出现，呈梨形，可降至阴囊或大阴唇，平卧或用手向腹腔推送时肿块消失。肿块消失后，以手指通过阴囊皮肤伸入浅环可感觉外环扩大；嘱患者咳嗽时指尖有冲击感。用手指紧压深环，嘱患者起立及咳嗽时，包块不突出；移去手指后，可见包块自外上向内下突出。

（二）难复性斜疝

腹股沟区出现包块，胀痛稍重，平卧时包块不能完全回纳，可伴有消化不良、便秘等症状。

（三）嵌顿性疝

常发生在斜疝，咳嗽或排便等腹内压骤增是主要原因。表现为包块突然增大，疼痛较重。平卧及用手推送时包块不能缩小。若嵌顿的是肠袢，可伴有腹部绞痛、恶心、呕吐、腹胀、停止排便等机械性肠梗阻的临床表现。如不及时处理，终将成为绞窄性疝。

（四）绞窄性疝

临床症状加重。若肠袢坏死穿孔后，疼痛可一过性减轻。严重者可发生脓毒症。

（五）腹股沟直疝

常见于老年人。患者站立时，腹股沟区内侧端、耻骨结节外上方出现一个半球形肿块，偶有坠胀感。平卧时肿块多可自行还纳，直疝不进入阴囊，极少发生嵌顿。膀胱可进入疝囊，形成滑动性直疝，此时膀胱即成为疝囊的一部分，手术时应注意。

四、腹股沟疝的鉴别诊断

(一) 睾丸鞘膜积液

其所呈现的肿块局限在阴囊内，透光试验阳性，不能触及实质感的睾丸。而疝性肿块透光试验阴性，斜疝时可在肿块后方触及睾丸。

(二) 交通性鞘膜积液

其特点是站立后肿块缓慢出现并逐渐增大；平卧时肿块逐渐缩小。透光试验阳性。

(三) 精索鞘膜积液

肿块位于腹股沟管内，牵拉同侧睾丸可见肿块移动。

(四) 隐睾

同侧睾丸缺如，肿块挤压时出现特有胀痛感。

(五) 急性肠梗阻

应注意是否肠管嵌顿造成的急性肠梗阻。

五、腹股沟疝的治疗

腹股沟疝若无特殊情况均应及早施行手术。

(一) 非手术治疗

1岁以内的婴幼儿可暂不手术。年老体弱或有手术禁忌者，可用医用疝带压迫疝环法阻止疝块突出。

(二) 手术治疗

（1）传统的疝修补术：手术的基本原则是疝囊高位结扎、加强或修补腹股沟管管壁。

①疝囊高位结扎术：显露疝囊颈，予以结扎等闭合处理。婴幼儿可采用此种方法。绞窄性疝因肠坏死而局部有严重感染者，通常采用疝囊高位结扎，避免施行修补术。

②加强或修补腹股沟管前壁的方法：Ferguson 法最常用，它是在精索前方将腹内斜肌下缘和联合腱缝至腹股沟韧带上。

③加强或修补腹股沟管后壁的方法：

Bassini 法：在精索后方将腹内斜肌下缘和联合腱缝至腹股沟韧带上，精索位于腹外斜肌腱膜与腹内斜肌之间。

Halsted 法：在上法基础上，将腹外斜肌腱膜在精索后方缝合，精索位于腹外斜肌腱膜与腹壁皮下层之间。

McVay 法：在精索后方将腹内斜肌下缘和联合腱缝至耻骨梳韧带上。

Shouldice 法：将腹横筋膜自耻骨结节至深环处切开，切开的两叶重叠缝合，重造深环，将腹内斜肌下缘和联合腱缝至腹股沟韧带上。

（2）无张力疝修补术：其是在无张力的情况下，利用人工高分子修补材料进行缝合修补。此方法克服了传统修补法因术后张力大造成的手术部位牵扯感、疼痛等缺点。常用的术式有以下 3 种。

①平片无张力疝修补术：使用一适当大小的补片材料置于腹股沟管后壁。

②疝环充填式无张力疝修补术：使用一锥形网塞置入已返纳疝囊的疝环中并固定，再用一适当大小的补片材料置于腹股沟管后壁。

③巨大补片加强内脏囊手术：使用一较大补片置于腹股沟区腹膜前间隙以加强腹横筋膜。

（3）经腹腔镜疝修补术。

(三) 嵌顿性疝和绞窄性疝的处理原则

嵌顿性疝在下列情况下可试行手法复位。

（1）嵌顿时间在 3 ~ 4 小时以内，包块压痛不明显，无腹部压痛或腹肌紧张等腹膜刺激征。

（2）年老体弱或伴有其他严重疾病而估计尚无坏死者。

复位时，可注射吗啡或哌替啶，以止痛及镇静，并松弛腹肌。复位方法是让患者取头低足高卧位，托起阴囊，持续缓慢将疝块推向腹腔，同时用左手按摩深环及浅环以协助疝内容物回纳。复位后需严密观察腹部情况。如出现肠梗阻或腹膜炎的表现需及时手术探查。绞窄性疝出现疝内容物坏死更需及时手术。

六、腹股沟疝的护理

腹股沟疝术后护理存在体位与活动、饮食与切口护理等问题，同时也要从这些问题开始去执行相应的措施。

（1）体位与活动。术后应该使患者保持平卧位，并保证患者的头偏向一侧以避免患者在呕吐时误将呕吐物吸入气道；术后 24 小时内不能下床，24 小时后可以视情况决定是否需要下床活动。

（2）饮食护理。待患者肠道开始蠕动排气后，可以给患者进食流食，并逐步改为普食，并鼓励患者多食水果，促进消化与粪便的排出。

（3）切口护理。时常观察切口的情况，保证清洁与干燥。进行腹股沟疝术，不仅在术后要进行相应的护理，在术前也同样应该进行术前护理，以保证手术的顺利开展。术前护理一般包括心理辅导、健康指导、备皮准备以及排尿与灌肠 4 个方面的护理工作。

对于腹股沟疝，预防的重要性也很大，以下几个方面能够有效预防腹股沟疝：①尽量避免托举重物。②坚持每日锻炼，尤其是腹部肌肉的锻炼。③少吃会造成便秘以及胃肠胀气的食物。

第二节 腹壁切口疝

一、腹壁切口疝概述

发生于腹壁手术切口的疝称为腹壁切口疝，其发病率占腹外疝的第三位。最常发生切口疝的是经腹直肌切口，下腹部因腹直肌后鞘不完整而更多；其次为正中切口和旁正中切口。

肥胖是切口疝发生的主要原因之一。许多肥胖者的肌肉力量及其张力下降，因此在筋膜水平不具有充分的力量去补偿增加的张力。切口疝修补前应进行必要的减肥过程。对于肥胖患者，修补手术后肺部并发症、伤口感染、肺部栓子等危险因素高于其他患者，应予注意。

与切口疝发生有关的其他因素包括老年、营养不良、腹水、术后血肿、腹膜透析、怀孕、经原切口留置引流管、6个月内原切口再次手术、肠线关腹以及其他引起腹壁张力增加的其他因素。切口疝产生的最常见的主要原因是术后伤口感染。感染可以引起伤口愈合困难以及继发切口薄弱。

使用某些药物可引起切口愈合不良、切口疝，类固醇和化疗药是最常见的二类药物，这些药物可以减弱正常的炎症反应并损害正常的愈合过程。

二、腹壁切口疝的临床表现

多数切口疝患者表现为腹部不适和疼痛，发生急性或亚急性肠梗阻时表现为绞痛。具有以上症状者均应手术治疗。疝囊颈狭窄、疝不能还纳者更应手术治疗。发生肠梗阻、肠绞窄为手术绝对适应证。

三、腹壁切口疝的诊治

(一) 假体 (网片) 修补术概述

绝大多数切口疝需要假体组织修补。

近年人工材料亦在我国逐渐普及，用于切口疝修补的优势超过在其他腹外疝中的应用。使用假体材料最常见的并发症是血肿形成，发病率0.8%~5.5%，与局部渗液得不到引流有关，而与网片位置是否平整无关。另一可能发生的并发症为局部感染，相关因素为使用丝线或棉线，显著高于使用合成的不吸收材料。大部分感染位于皮下，抗生素治疗通常有效，不累及网片。深部感染病例使用抗生素及引流大多治愈，一组1400余例切口疝修补报告中，仅12例需取出网片。我们用聚丙烯网片修补污染手术后 (绞窄性肠梗阻、乙状结肠穿孔) 对切口感染裂开造成的腹壁缺损获得满意结果，关键在于控制急性感染，使肉芽新鲜健康，网片置入后要避免网片直接接触肠管，以免导致局部粘连、肠梗阻和肠管侵蚀，肠漏形成。尽管发病率在1%左右，但应尽量避免。现有资料显示，聚丙烯网片使用最广泛。

术前应纠正不良全身情况，如过度肥胖、心肺功能不全、营养不良、糖尿病等。巨大切口疝腹内容物膨出者应使用气腹以增加腹腔容积，以免疝修补导致潮气量减小和缺氧。局部有皮损或感染者应经处理使局部无明显感染，肉芽组织新鲜。值得一提的是人工合成假体的应用使疝手术的禁忌证发生了变化，轻微腹内压增高、绞窄疝、局部皮肤感染缺损不再成为绝对禁忌证。由于使用假体实质上扩大了腹腔容积，故对呼吸功能干扰小。

网片放置部位历来有不同意见。以往认为，应游离距筋膜缺损边缘2cm的腹膜前间隙，网片即放置于此层。临床上实际情况并非如此，许多切口疝患者由于切口感染、炎症反应等影响，腹膜前间隙已非疏松的脂肪组织，取而代之的是较致密的纤维组织，不便游离；硬性游离，可造成局部血肿和新的创伤。一项文献综述对40个机构的1281例切口疝网片修补结果进行分析表明，无论网片置于腹腔内、腹膜前还是筋膜前，其复发率皆无差异。由此可知，网片不一定要放置在腹膜前。新近实验研究进一步证实了网片放置于筋膜前的合理性。电镜观察可见网片置于筋膜前所形成的组织结构比腹膜前组更完整，细胞聚集和新组织形成更旺盛，成纤维细胞活性升高，胶原支架沉积率高，新毛细血管形成率较高。张力负荷试验表明，放置部位是影响张力强度的主要因素。网片放置于筋膜前，抗撕裂强度增加，聚丙烯纤维与修补处组织形成坚韧的结合体。网片与腹内容物应以腹膜（疝囊）或网膜隔开，网片与疝环（筋膜缺损边缘）用不吸收缝线（如聚丙烯线）连续缝合而不是间断缝合。此举对预防复发非常重要。人工假体修补切口疝很少复发，复发病例多系此层缝合不善或使用可吸收缝线。再将网片边缘与筋膜表面缝合固定。

应注意切口疝多为切口裂开的迟发表现，此种情形中除了切口为主要疝门以外，缝线穿过肌肉、筋膜处往往形成小的疝门，均应用网片一并修补。

切口疝巨大者，疝外被盖往往很薄，疝囊可能贴紧皮肤，切开皮肤应警惕疝内容物损伤，此种情形放置网片往往在皮肤与网片之间形成一腔隙，应放置硅胶管行负压引流。

（二）手术

1. 切口及解剖

作椭圆形切口，必要时切除皮肤瘢痕。注意刚开始皮肤不要切除太多，关闭切口时再做修整。

2. 显露并游离疝囊，直至疝囊颈

难复性疝或判断疝内容物有异常时，应切开疝囊。不需要切开的疝囊尽量不切开，将疝囊翻入腹腔。

如果腹膜缺损较多，不能关闭和覆盖内脏，应将大网膜覆盖在肠管表面，避免网片直接接触肠管。

3. 游离缺损筋膜边缘

疝囊处理完毕，分离并辨明筋膜缺损边缘，分离皮下（筋膜前）间隙，距缺损边缘至少2cm。

4. 用网片修补

（1）网片的准备。裁剪网片，要求长、宽每边均超过缺损2cm。

（2）缝合网片与筋膜缺损边缘。用单股聚丙烯缝线连续缝合网片与筋膜缺损边缘。注意切口疝往往不止原手术切口一处，原缝合处由于缝线切割、撕裂亦形成疝环及疝出，均应将网片与其缝合。

（3）缝合网片边缘与腹肌腱膜。

四、腹壁切口疝的术后护理

早期活动是尽快恢复的关键。术后引流物较多时应继续使用抗生素。拔管后应每日观察手术部位，若发热、局部疼痛或压痛，疑有局部积液时，应及时穿刺引流。

第六章　胃肠疾病的诊疗与护理

第一节　胃十二指肠溃疡的诊疗与护理

一、胃十二指肠溃疡概述

胃、十二指肠黏膜的局限性圆形或椭圆形的全层黏膜缺损，称为胃十二指肠溃疡。虽然近年来随着强效制酸药物 H_2 受体拮抗剂和质子泵抑制剂的问世及抗幽门螺杆菌（Hp）药物的合理应用，使内科治疗效果不断提高，需要外科治疗的溃疡患者减少了 1/2 左右，但是，一方面仍有部分胃十二指肠溃疡患者因出血、穿孔、瘢痕性幽门梗阻及癌变等并发症需要外科手术治疗；另一方面长期随访资料证明，H_2 受体拮抗剂停药后溃疡复发率高达80%。因此，胃十二指肠溃疡依然是一个需要外科治疗的疾病。

二、胃十二指肠溃疡急性穿孔

(一) 胃十二指肠溃疡急性穿孔的临床表现

胃十二指肠溃疡急性穿孔是溃疡病的严重并发症之一。起病急、病情重、变化快是其特点，常需紧急处理，若诊治不当，可危及患者生命。

胃十二指肠溃疡急性穿孔发生在慢性溃疡的基础上，患者有长期溃疡病史，但在少数情况下，急性溃疡也可以发生穿孔，下列因素可促进穿孔的发生。①精神过度紧张或劳累，增加迷走神经兴奋性，溃疡加重进而穿孔。②饮食过量，胃内压力增加，使溃疡穿孔。③应用非甾体消炎药（NSAIDs）和十二指肠溃疡、胃溃疡的穿孔密切相关，这类药物是目前接受治疗的患者发生穿孔的主要促进因素。④免疫抑制，尤其在器官移植患者中应用激素治疗。⑤其他因素，包括患者年龄增加、慢性阻塞性肺疾病、创伤、大面积烧伤和多器官功能障碍。

患者多有溃疡病症状或肯定溃疡病史，而且近期常有溃疡病活动的症状。可在饮食不当后或在清晨空腹时发作。典型的溃疡急性穿孔表现为骤发腹痛，十分剧烈，如刀割或烧灼样，为持续性，但也可有阵发加重。由于腹痛发作突然而猛烈，患者甚至有一过性昏厥。疼痛初起部位多在上腹或心窝部，迅即延及全腹，以上腹为重。由于腹后壁及膈肌腹膜受到刺激，有时可引起肩部或肩胛部牵涉性疼痛，可有恶心感及反射性呕吐，但一般不重。

（二）胃十二指肠溃疡急性穿孔的诊断及鉴别诊断

1. 诊断标准

胃十二指肠溃疡急性穿孔是急腹症的重要病因之一，多数患者有溃疡症状或溃疡病史，而且近期内有溃疡病活动症状，穿孔后表现为急剧上腹痛并迅速扩展为全腹痛伴有显著的腹膜刺激征，结合腹部 X 线检查发现腹部膈下游离气体，诊断性腹腔穿刺抽出液含有胆汁或食物残渣等特点，正确诊断一般不困难。在既往无典型溃疡病者，位于十二指肠及幽门后壁的溃疡小穿孔，胃后壁溃疡向小网膜腔内穿孔，老年体弱反应性差者的溃疡穿孔及空腹时发生的小穿孔等情况下，症状、体征不太典型，较难诊断。另需注意的是，腹部 X 线检查未发现膈下游离气体并不能排除溃疡穿孔的可能，因约有 20% 的患者穿孔后可以无气腹表现。

2. 鉴别诊断

（1）急性胰腺炎

溃疡急性穿孔和急性胰腺炎都是上腹部突然受到强烈化学性刺激而引起的急腹症，因而在临床表现上有很多相似之处，在鉴别诊断上可以造成困难。急性胰腺炎的腹痛发作虽然也较突然，但多不如溃疡穿孔者急骤，腹痛开始时有由轻而重的过程，疼痛部位趋向于上腹偏左及背部，腹肌紧张程度也略轻。血清及腹腔渗液的淀粉酶含量在溃疡穿孔时可以有所增高，但其增高的数值尚不足以诊断。急性胰腺炎腹部 X 线检查无膈下游离气体，B 型超声及 CT 提示胰腺肿胀。

（2）胆石症、急性胆囊炎

胆绞痛发作以阵发性为主，压痛较局限于右上腹而且压痛程度也较轻，腹肌紧张远不如溃疡穿孔者显著。腹膜炎体征多局限在右上腹，有时可触及肿大的胆囊，Murphy 征阳性，X 线检查无膈下游离气体，B 型超声提示有胆囊结石、胆囊炎，如血清胆红素有增高，则可明确诊断。

（3）急性阑尾炎

溃疡穿孔后胃十二指肠内容物可顺升结肠旁沟或小肠系膜根部流至右下腹，引起下腹腹膜炎症状和体征，易被误诊为急性阑尾炎穿孔。仔细询问病史能发现急性阑尾炎开始发病时的上腹痛一般不十分剧烈，阑尾穿孔时腹痛的加重也不以上腹为主，腹膜炎体征则右下腹较上腹明显。

（4）胃癌穿孔

胃癌急性穿孔所引起的腹内病理变化与溃疡穿孔相同，因而症状和体征也相似，术前难以鉴别。老年患者，特别是无溃疡病既往史而近期内有胃部不适或消化不良或消瘦、体力差等症状者，当出现溃疡急性穿孔的症状和体征时，应考虑到胃癌穿孔的可能。

(三) 胃十二指肠溃疡急性穿孔的治疗

对胃十二指肠溃疡急性穿孔的治疗原则首先是终止胃肠内容物继续漏入腹腔，使急性腹膜炎好转以挽救患者生命。经常述及的 3 个高危因素是：①术前存在休克。②穿孔时间超过 24 小时。③伴随有严重内科疾病。这 3 类患者病死率高，可达 5%～20%，而无上述高危因素者病死率 <1%。因此，对这 3 类患者的处理要更积极慎重。具体治疗方法有 3 种，即非手术治疗、手术修补穿孔及急症胃部分切除和迷走神经切断术。现在认为后者（胃部分切除术和迷走神经切断术）不是溃疡病的合理手术方式，已很少采用。术式选择主要依赖于患者一般状况、术中所见、局部解剖和穿孔损伤的严重程度。

1. 非手术治疗

近年来，特别是在我国，对溃疡急性穿孔采用非手术治疗累积了丰富经验。大量临床实践表明，连续胃肠吸引减压，可以防止胃肠内容物继续漏向腹腔，有利于穿孔自行闭合及急性腹膜炎好转，而使患者免遭手术痛苦。病死率与手术缝合穿孔者无显著差别。为了能够得到满意的吸引减压，鼻胃管在胃内的位置要恰当，应处于最低位。非手术疗法的缺点是不能去除已破入腹腔内的污染物，因此，适用于腹腔污染较轻的患者。适应证是：①患者无明显中毒症状，急性腹膜炎体征较轻或范围较局限或已趋向好转，表明漏出的胃肠内容物较少，穿孔已趋于自行闭合。②穿孔是在空腹情况下发生，估计漏至腹腔内的胃肠内容物有限。③溃疡病本身无根治性治疗的适应证。④有较重的心肺等重要脏器并存病，致使麻醉及手术有较大风险。但在70岁以上、诊断不能肯定、应用类固醇激素和正在进行溃疡治疗的患者，不能采取保守治疗方法。因为手术治疗的效果确切，保守治疗的风险并不低（腹内感染、脓毒症等），一般认为保守治疗要极慎重。在保守治疗期间，需动态观察患者的全身情况和腹部体征，若病情无好转或有所加重，需及时改用手术治疗。

2. 手术治疗

手术治疗包括单纯穿孔缝合术和确定性溃疡手术。

（1）单纯穿孔缝合术

单纯穿孔修补是目前治疗溃疡病穿孔主要的手术方式，简便易行、手术时间短、创伤轻、安全性高。以往无溃疡病史或有溃疡病史未经正规内科治疗，无出血、梗阻并发症，特别是十二指肠溃疡患者；有其他系统器质性疾病不能耐受彻底性溃疡手术，均为单纯穿孔缝合术的适应证。一般认为：穿孔时间超过8小时，腹腔内感染及炎症水肿较重，有大量脓性渗出液，缝闭穿孔、中止胃肠内容物继续外漏后，一定要吸净腹腔内渗液，特别是膈下及盆腔内，并用温生理盐水行腹腔冲洗。吸除干净后腹腔引流并非必需。穿孔修补通常采用开腹手术，在穿孔处以丝线间断横向缝合，再用大网膜覆盖或以网膜补片修补；目前也开展腹腔镜行穿孔缝合大网膜覆盖修补。无论哪种手术方式，术中对所有的胃溃疡穿孔患者，需做活检或术中快速病理学检查，若为恶性，应行根治性手术。因为穿孔修复术未将溃疡灶切除，故手术后仍需行内科抗溃疡病治疗。Hp感染者需根除Hp，以减少复发。此外，部分患者可因溃疡未愈反复发作及合并出血、幽门梗阻等情况，需要再次手术治疗。

利用腹腔镜技术缝合十二指肠溃疡穿孔于1990年由内桑森（Nathanson）等首先报道。后来穆莱（Mouret）等描述一种无缝合穿孔修补技术：以大网膜片和纤维蛋白胶封闭穿孔。以后相继报道吸收性明胶海绵填塞、胃镜引导下肝圆韧带填塞等技术。无缝合技术效果不确切，其术后再漏的概率很大（约 10%），尤其是穿孔 >5mm 者，因此应用要慎重。缝合技术有穿孔单纯缝合、缝合加大网膜补片加强和以大网膜补片缝合修补等。虽然腔镜手术具有微创特点，而且据报道术后切口的感染发生率较开腹手术低，但未被广大外科医师普遍接受，原因是手术效果与开腹手术比较仍有争议，术后再漏需要手术处理者不少见，手术时间较长和花费高。以下情况不宜选择腹腔镜手术：①存在前述高危因素（术前存在休克，穿孔时间 >24 小时和伴随内科疾病）。②合并有其他溃疡并发症如出血和梗阻。③较大的穿孔（>10mm）。④腹腔镜实施技术上有困难（上腹部手术史等）。

（2）部分胃切除和迷走神经切断术

随着对溃疡病病因学的深入理解和内科治疗的良好效果，以往所谓的"确定"性手术方法——部分胃切除和迷走神经切断手术已经很少采用。尤其在急性穿孔有腹膜炎的情况下进行手术，其风险显然较穿孔修补术更大，因此需要严格掌握适应证。仅在以下情况时考虑所谓"确定性"手术：①需切除溃疡本身以治愈疾病。如急性穿孔并发出血，已有幽门瘢痕性狭窄等，在切除溃疡时可根据情况考虑做胃部分切除手术。②较大的胃溃疡穿孔，有癌变可能，做胃部分切除手术。③ Hp 感染阴性、联合药物治疗无效或为溃疡复发时，仍有做迷走神经切断术的报道。

三、胃十二指肠溃疡大出血

(一) 胃十二指肠溃疡大出血的临床表现

胃十二指肠溃疡患者有大量呕血、柏油样便，红细胞、血红蛋白和血细胞比容明显下降，脉率加快，血压下降，出现为休克前期症状或休克状态，称为溃疡大出血，不包括少量出血或仅有大便隐血阳性的患者。胃十二指肠溃疡出血是上消化道大出血中最常见的原因，占 50% 以上。胃十二指肠溃疡大出血的临床表现主要取决于出血量及出血速度。

(二) 胃十二指肠溃疡大出血的诊断及鉴别诊断

1. 胃十二指肠溃疡大出血的诊断

有溃疡病史者，发生呕血与黑便，诊断并不困难。10% ~ 15% 的出血无溃疡病史，鉴别出血的来源较为困难。大出血时不宜行上消化道 X 线钡餐检查，如果根据病史、体格检查、实验室检查等仍不能做出正确诊断，可考虑行急诊胃十二指肠纤维内镜或经腹腔动脉、肠系膜上动脉造影等项检查。出血 24 小时内胃镜检查阳性率可达 70%～80%，超过 48 小时则阳性率下降。上述检查不仅可以明确病因和出血的部位、指导选择手术方式，而且部分患者也可同时获止血治疗。

2.胃十二指肠溃疡大出血的鉴别诊断

胃十二指肠溃疡出血需要与应激性溃疡出血、胃癌出血、食管曲张静脉破裂出血、贲门黏膜撕裂综合征、胃黏膜下恒径动脉破裂出血及肝胆疾病相鉴别。上述疾病，除内镜下表现与胃十二指肠溃疡出血不同外，应结合其他临床表现相鉴别。如应激性溃疡出血多出现在重大手术或创伤后；食管曲张静脉破裂出血体检可发现蜘蛛痣、肝掌、腹壁静脉曲张、肝大、腹水、巩膜黄染等肝硬化的表现；贲门黏膜撕裂综合征多发生在剧烈呕吐或干呕之后；胃黏膜下恒径动脉破裂出血一般无胃十二指肠溃疡的病史，患者出血迅猛，容易导致休克，急诊内镜下可明确诊断，内镜下止血是目前首选的治疗方法；胆道大量出血常由肝内疾病(化脓性感染、胆石、肿瘤)所致，典型表现为胆绞痛、便血或呕血、黄疸之三联征。

(三)胃十二指肠溃疡大出血的治疗

治疗原则是补充血容量防治失血性休克，尽快明确出血部位并采取有效止血措施，防止再出血。总体上，治疗方式包括非手术及手术治疗。

1.非手术治疗

针对休克的治疗是非手术治疗的关键，主要措施如下。①补充血容量，建立可靠、畅通的静脉通道，快速滴注平衡盐溶液，做输血配型试验。同时严密观察血压、脉搏、尿量和周围循环状况，并判断失血量指导补液。失血量达全身总血量的20%时，应输注羟乙基淀粉、右旋糖酐或其他血浆代用品，用量约1000mL。出血量较大时可输注浓缩红细胞，也可输全血，并维持血细胞比容不低于30%。输入液体中晶体与胶体之比以 3∶1 为宜。监测生命体征，测定中心静脉压、尿量，维持循环功能稳定和良好呼吸、肾功能十分重要。②留置鼻胃管，用生理盐水冲洗胃腔，清除血凝块，直至胃液变清，持续低负压吸引，动态观察出血情况。可经胃管注入200mL。含8mg去甲肾上腺素的生理盐水溶液，每4~6小时1次。③急诊纤维胃镜检查可明确出血病灶，同时施行内镜下注射疗法、电凝止血、激光凝血和套扎止血等方法，可以单用或组合使用。检查前必须纠正患者的低血容量状态。④止血、制酸、生长抑素等药物的应用，经静脉或肌内注射；静脉给予H_2受体拮抗药(西咪替丁等)或质子泵抑制药(奥美拉唑等)；静脉应用生长抑素等。

2. 手术治疗

内镜止血的成功率可达90%，使急诊手术大为减少，且具有创伤小、极少并发穿孔、可重复实施的优点，适用于绝大多数溃疡病出血，特别是高危老年患者。在不能止血的病例中，内镜检查也明确出血部位、原因，使后续的手术更有的放矢，成功率增加；内镜处理后发生再出血时仍建议首选内镜治疗。当患者存在下列情况时，出血不止的可能性大，可考虑急诊手术治疗：①出血后短时间内出现休克，说明出血来自较大的动脉，非手术治疗难以止血。②在6~8小时内输入600~800mL。输入血液后，血压、脉搏及全身状况不见好转或一度好转后又迅速恶化，说明出血仍在继续且速度较快。③近期曾发生过大出血，这种患者多难以止血且止血后再出血的可能性大。④内科治疗期间发生的大出血，说明溃疡侵蚀性强，非手术治疗效果不佳。⑤年龄在60岁以上，伴有动脉硬化症、心血管疾病、十二指肠球后溃疡及有过相应并发症者，出血多不易停止。⑥并存瘢痕性幽门溃疡或急性穿孔的患者。⑦曾查明溃疡位于胃小弯或十二指肠后壁、基底部瘢痕较多，其出血来自较大动脉的可能性大，出血不易停止。⑧纤维胃镜检查发现动脉搏动性出血或溃疡底部血管显露再出血风险很大。

手术治疗的目的在于止血抢救患者生命，而不在于治疗溃疡本身和术后的溃疡复发问题。手术介入的方式，经常采用的有：①单纯止血手术，即胃十二指肠切开+单纯溃疡底部贯穿缝扎，加或不加腔外血管结扎，多用于重症难以耐受大手术的患者。结合术前胃镜和术中扪摸检查，一般可快速确定出血溃疡部位，在溃疡对应的前壁切开，显露溃疡后稳妥缝扎止血。如在幽门部切开，止血后要做幽门成形术。②部分胃切除术，一般应做包括溃疡在内的胃部分切除术；十二指肠溃疡患者切除溃疡有困难时，应在溃疡底部贯穿缝扎后再行旷置术。高位溃疡可先行局部切除，缝合后再行胃大部切除术。③(选择性)迷走神经切断＋胃窦切除或幽门成形术。④介入血管栓塞术。胃部分切除术是前一段时间国内较常采用的一种手术，目前认为切除出血灶本身、止血可靠，同时切除了溃疡，也避免术后溃疡的复发。但手术创伤大，在发生大出血的患者中施行，病死率及并发症发生率均高。由于内科治疗的进步和考虑到胃切除后可能的并发症和病死率，近年来更多地采用仅以止血为目的的较保守的第一类手术，通过结扎溃疡出血点和(或)阻断局部血管达到止血目的，术后再辅以正规的内科治疗。因创伤较小尤其适合老年和高危患者。血管栓塞术止血成功率也较高，但要求特殊设备和娴熟的血管介入技术。

四、胃十二指肠溃疡的护理

胃十二指肠溃疡是一种常见的慢性病，患者需要长期服药，定期监测，并保持良好的生活习惯。

(一) 家庭护理

(1)平时给患者补充富含维生素的食物，如水果、绿叶蔬菜等。

(2)要改变患者饮食习惯，如少食多餐等。

(2)要对患者的不良生活习惯进行劝诫，帮助其戒烟、戒酒。

(3)注意饮食卫生，减少感染幽门螺杆菌的机会。比如：常用肥皂水洗手；将食物都烹饪至全熟以后再食用。

(二) 日常生活管理

(1)休息与运动。劳逸结合，适当休息，减轻精神压力。合理运动，锻炼身体。

(2)合理饮食。戒烟、适度饮酒或戒酒；多吃水果，特别是富含维生素A、维生素C的水果及蔬菜和全谷物；适当摄入含有益生菌的食物，如酸奶、大豆发酵食品等；适当减少牛奶摄入，有时喝牛奶可缓解溃疡的疼痛，但随后会产生过量的酸，加重溃疡。

第二节　胃肿瘤的诊疗与护理

一、胃癌

胃癌是我国最常见的恶性肿瘤之一，死亡率居恶性肿瘤首位。胃癌多见于男性，男女之比约为 2∶1。平均死亡年龄为 61.6 岁。胃癌是慢性疾病，发病过程长且复杂。目前没有任何单一因素被证明是胃癌的直接病因。胃癌发生与多种因素有关。一般习惯将那些使胃癌发病率增高相关的因子称为危险因素。

(一) 胃癌的症状

胃癌早期常无特异症状，甚至毫无症状。随着肿瘤的发展，影响胃功能时才出现较明显的症状，但此种症状也非胃癌所特有，常与胃炎、溃疡病等胃慢性疾患相似，因此早期胃癌诊断率低。主要症状为上腹痛或不适。疼痛和体重减轻是进展期胃癌最常见的症状。随着病情进展，出现食欲下降、乏力、消瘦，部分患者可有恶心、呕吐。根据肿瘤的部位不同，也有其特殊表现。胃底贲门癌可有胸骨后疼痛和进行性吞咽困难；幽门附近的胃癌则有幽门梗阻表现；肿瘤破溃可有呕血、黑便等消化道出血症状。

(二) 胃癌的治疗

1. 早期胃癌

早期胃癌是指局限于胃黏膜内与黏膜下的胃癌，而不考虑是否存在淋巴结转移，根据浸润的深度可分为胃黏膜内癌与黏膜下癌。

由于早期胃癌治疗效果好、生存期长，患者生活质量的提高近年来越来越受到重视。随着对早期胃癌淋巴结转移规律及生物学行为的认识，早期胃癌的治疗观念发生了很大的变化，提出了胃癌缩小手术，包括缩小胃切除和缩小淋巴结清扫范围，在根治基础上，保证良好的生活质量。缩小手术技术包括：EMR 和 ESD、胃局部切除术、缩小淋巴结清扫范围。缩小手术要求术前对癌肿浸润深度、大体类型、分化程度、大小有准确的判断，对切除标本进行详尽病理学检查，加强术后随诊。

在采用内镜下切除或局部胃切除（楔形切除）时，选择合适的患者尤为重要。早期胃癌发生淋巴结转移的可能性与肿瘤因素相关，并随肿瘤体积增大、侵犯黏膜下层、肿瘤分化不良和淋巴管及血管浸润而增加。EMR 和 ESD 已用于治疗早期胃癌包括原位癌（Tis）或局限于黏膜层的 T_{1a} 没有溃疡、淋巴结转移和脉管浸润的、≤ 2cm 且侧切缘及底切缘干净的高分化或中分化腺癌。

日本胃癌指南推荐 EMR 用于直径 2cm 且无溃疡形成的早期胃癌。如果早期胃癌经 EMR 或 ESD 治疗后，病理证实为低分化、有脉管浸润、侵犯胃壁黏膜下深层、淋巴结转移或切缘阳性，则认为切除不完全，应该考虑继续行胃切除及周围淋巴结清扫术。

2. 进展期胃癌

近年来研究显示，"新辅助化疗 + 手术" 的治疗模式可能优于当前治疗模式 "手术 + 辅助化疗"。

在胃癌的综合治疗方案中，手术一直占据着主导地位，关于扩大手术范围能否给患者带来更好的预后一直存在争议。对于病期较晚（如淋巴结转移已超出第 3 站）患者，肿瘤不再是一个局部问题，仅仅通过局部治疗，即使扩大淋巴结清扫、多脏器联合切除等已证明无法给患者带来益处。单纯外科手术无法达到生物学意义上的根治，即便扩大切除和淋巴结清扫范围仍然如此。经过东、西方学者的反复论证，目前统一的认识是将 D_2（淋巴结清除至第 2 站）手术作为标准术式。

（1）根治性手术

整块切除胃原发病灶并按临床分期标准清扫周围淋巴结，重建消化道。

胃壁切缘要求距离肿瘤边缘 5cm 以上；食管或十二指肠侧切缘应距离肿瘤边缘 3 ~ 4cm。清除大、小网膜，按照规范清除胃周围淋巴结。切除标本至少检出 15 枚淋巴结。T_4 肿瘤要求整块切除肿瘤侵犯的结构。D_2 根治术即胃周围淋巴结清除第 2 站的根治手术，是胃癌的标准手术方式。以远端胃癌（L 区）为例，根治性远端胃大部切除应切除远端胃 3 / 4 ~ 4 / 5，清除第 1、第 2 站淋巴结，切除大小网膜、横结肠系膜前叶和胰腺被膜；消化道重建可选择毕 I 式或 II 式吻合。手术前应使用（胸部、腹部和盆腔）CT 进行临床分期以评估病变范围，可联合或不联合 EUS。手术的主要目的是达到切缘阴性的完全切除（R_0 切除），然而只有 50% 的患者能够在首次手术时获得

R_0 切除。R_1 指显微镜下肿瘤残留（切缘阳性）；R_0 是指有肉眼肿瘤残留（切缘阳性）但无远处病灶。远端胃癌首选胃次全切除。这种手术治疗预后与全胃切除术相似，但并发症显著减少。近端胃切除术和全胃切除术均适用于近端胃癌，但术后通常发生营养障碍。

(2) 淋巴结清扫范围

淋巴结清扫的范围是胃癌外科手术最具争议的问题。由于各种因素的影响，东西方及欧美各国对于胃癌淋巴结的清扫范围一直存在争议。但大家都认同的是胃癌淋巴结转移与否，是影响胃癌预后的独立因素。

对淋巴结清扫的范围仍存在争议。日本胃癌研究学会制定了胃周淋巴结分站的病理学检查和评估指南。小弯侧胃周淋巴结（1、3、5组）和大弯侧胃周淋巴结（2、4、6组）统一归为 N_1 站淋巴结。胃左动脉旁淋巴结（7组），肝总动脉旁淋巴结（8组），腹腔动脉旁淋巴结（9组）和脾动脉旁淋巴结（10、11组）统一归为 N_2 站淋巴结。更远处的淋巴结，包括腹主动脉旁淋巴结（N_3、N_4 站）被认为是远处转移。

根据胃切除术时淋巴结清扫范围，可以分为 D_0、D_1 和 D_2。D_0 切除指 N_1 淋巴结没有得到完全清扫。D_1 切除是指将受累的近端胃、远端胃或全胃切除（远端或全胃切除），并包括大、小网膜淋巴结（包含贲门右、贲门左淋巴结，胃小弯、胃大弯、幽门上、幽门下淋巴结）。D_2 切除则是在 D_1 切除的基础上，还要求切除胃左血管旁淋巴结、肝总动脉旁、腹腔干、脾门和脾动脉旁淋巴结清扫。D_2 切除需要手术者接受过相当程度的训练并拥有相应的专业技能。

在东亚，胃切除术联合 D_2 淋巴结清扫术是可根治性胃癌的标准治疗方法。在西方国家，远处淋巴结广泛清扫可以提供更准确的分期但是对于生存时间是否延长仍不明确。在西方国家，D_2 切除仅作为推荐而并非治疗规范。对于清扫足够的淋巴结（15 枚或更多）有利于分期已经达成共识。根据解剖学及组织病理学检查 D_2 手术平均淋巴结数至少应在 25～27 枚。D_3 手术淋巴结数可增至 43 枚。这些都是淋巴结清扫术质量控制的依据，一般情况下淋巴结数目变化不大。TNM 分期中要求淋巴结最少的数目不能少于 15 枚。目前普遍认为胃癌根治术切除的淋巴结平均数在 16～55 枚为宜。

目前国内统一的认识是将 D_2（淋巴结清除至第 2 站）手术作为标准术式。远端胃癌的 D_2 淋巴结清除除了传统的第 1、第 2 站淋巴结外，还应该包括

14v（肠系膜上静脉旁淋巴结）、12a（肝十二指肠韧带动脉旁淋巴结）。也就是以往所说的 D_2+ 手术的清扫范围。

（3）全胃切除与胃大部切除

目前大多数学者更赞同对于远端胃癌，胃大部切除的效果与全胃相当，并发症明显减少，而且生活质量更高。对于近端胃癌，行全胃切除还是胃大部切除存在争议，两种手术方式都会带来生活质量显著下降问题和营养问题。早期近端胃癌可以考虑行近端胃部分切除，其余者建议行全胃切除术。

术中冷冻切片检查切缘是近端胃癌手术重要的原则，有时需开胸手术以确保切缘阴性。

（4）胰尾脾切除

目前仍没有确实令人信服的结果证明进展期胃癌切除脾与保留脾可使患者受益，但以下几点因素需临床医师加以考虑：①如保留脾是否可增加脾门转移淋巴结的残留。②脾切除可能增加患者术后并发症及死亡的发生率。③脾切除后对长期生存的影响。脾门淋巴结是否出现转移与肿瘤的部位及浸润深度相关。从日本的资料来看，远端胃、中 1/3 及近端胃淋巴结转移率分别为 0~2% 和 15%，皮革胃为 21%。研究证明，胃癌的淋巴结转移不存在于胰腺的实质内，存在于脾动脉周围的结缔组织中，如包括该动脉在内的淋巴结清除，可达到清除第 10、第 11 组淋巴结的目的。因此，对于胃中上部癌直接侵入胰体尾或第 10、第 11 组淋巴结转移明确者，应行全胃联合脾及胰体尾切除术。癌未侵入胰腺，疑有第 10、第 11 组淋巴结转移者，主张保留胰腺的脾及脾动脉干切除术。预防第 10、第 11 组淋巴结转移而行脾及胰体联合切除术应予以否定。

脾切除增加术后并发症和病死率。荷兰的研究提示，切除脾的患者比保留脾的患者容易出现局部复发。除非肿瘤侵及脾门或探查到脾门有肿大淋巴结，绝大多数胃癌手术应保留脾。

（5）新辅助治疗

术前辅助治疗也称新辅助治疗。其理论依据为：①肿瘤周围组织在术后血供改变影响化疗药浓度及放疗效果，新辅助治疗有可能提高疗效。②新辅助化疗、放疗的组织病理学反应与预后正相关。③可减少术中播散的可能性，降低肿瘤细胞活性。④消除潜在的微转移灶，降低术后转移复发的可能。术前通过可测量病灶及术后标本准确判定临床缓解率和病理学有效率。新辅助治疗可剔除不宜手术治疗的患者。部分生物学行为差的胃癌，辅助治疗期间如果出现局部广泛浸润和远处转移，这类患者即便行手术切除也很快复发，因此这类患者不适合进行手术治疗。通过术前辅助治疗了解肿瘤对治疗的反应如何，来确定患者术后是否需要继续治疗。

目前证据证明，新辅助化疗能够使局部进展期胃癌患者降期，提高切除率和改善预后，不良反应可耐受，并不增加围术期死亡和并发症。北京肿瘤医院的研究证实，联合放化疗可降低肿瘤分期，切除率提高至70%（一般为30%~50%）。多数进展期胃癌可由此方法获益。目前新辅助治疗已经被推荐为进展期胃癌的标准治疗方法。手术前分期评估为 T_2 以上或淋巴结有转移病例。国际推荐方案为 ECF（表柔比星、顺铂、氟尿嘧啶）及其改良方案。但总体说来，SOX（奥沙利铂、替吉奥）方案或 XELOX（奥沙利铂、卡培他滨）方案效果更好，而且毒性小。新辅助治疗应该尽可能选择毒性小的方案，减少对手术的影响。时间不宜过长，一般推荐2~4个周期。

新辅助放化疗是目前正处于研究阶段的另外一种治疗模式。德国 POET 研究和荷兰 CROSS 研究显示，部分患者能够通过术前放化疗提高局部控制率，但是相关生存获益仍然没有明确结论。

(6) 腹腔镜技术

腹腔镜切除术是新近出现的一种外科手术方法，除了作为常规检查手段的有效补充、进行准确诊断和分期外，腹腔镜在治疗中也逐渐为大家所认可。对于胃癌患者，它比其他开腹手术有更多重要的优势（术中出血少、术后疼痛轻、恢复快、肠道功能恢复早及患者住院时间短）。

(7) 辅助化疗

胃癌术后辅助化疗的争议已久，从欧美到亚洲国家进行了许多相关研究，包括随机对照研究和荟萃分析，早年研究对辅助化疗多趋向于否定，但在近年来的系统综述中，总体分析可见胃癌术后辅助化疗与单纯手术相比可延长生存期，减少复发，如针对某些亚组进行具体分析意义更大。

胃癌辅助化疗的适应人群根据分期决定。由于Ⅰ期胃癌患者术后即便不接受辅助化疗，术后5年生存率也达90%~95%，因此不推荐术后进行辅助化疗。Ⅰa 期患者不推荐化疗，对于 Ⅰb 期患者，特别是伴有病理类型差、脉管神经受侵等，术后是否进行辅助化疗在临床中尚有争议，但目前无循证医学依据支持在 Ib 期患者中进行辅助化疗。而对于Ⅱ期或Ⅲ期胃癌患者，原则上均应给予术后辅助化疗。

关于辅助化疗采用方案和化疗期限，不同国家和地区在多年来一直存在较大争议，目前基于 ACTSGC 和 CLASSIC 研究结果，根据现有循证医学依据，可选择替吉奥胶囊口服至术后 1 年，或者术后 6 个月内完成 8 周期卡培他滨联合奥沙利铂（XELOX）；基于卡培他滨、氟尿嘧啶及替吉奥胶囊、顺铂在晚期胃癌中的疗效和安全性，中国《胃癌诊疗规范（2011 版）》中推荐我国临床实践中可考虑氟尿嘧啶类药物单药或联合铂类进行辅助化疗。随着精准术前分期的进步及放射治疗技术的提高，围术期化疗及放疗也是提高局部进展期胃癌治疗疗效的重要策略。

（8）靶向治疗

继结直肠癌和乳腺癌等肿瘤后，作用于血管生成或细胞增殖途径的靶向治疗药物近年来也成为胃癌研究的热点，如曲妥珠单抗、贝伐珠单抗、西妥昔单抗、雷莫芦单抗、PARP 抑制药和 CLDN18.2 单抗等。近年来，晚期胃癌的姑息化疗发生了巨大的进步，尤其是新型分子靶向药物的出现及一些治疗模式的转变为胃癌的治疗提供了新的希望。但由于诸多尚未解决的诊治难题，以及药物疗效的局限性，我们期待新化疗药物的临床研究结果，包括放化疗的结合、抗受体药物、疫苗、基因治疗和抗血管生成药物等。在目前情况下，如果患者一般状况良好，应鼓励患者参加临床试验，可能从治疗中获得更大利益，同时为胃癌的治疗发展做出贡献。

（9）腹腔热灌注化疗

腹腔热灌注治疗是将大容量灌注液或含有化疗药物的灌注液加热到一定温度，持续循环恒温灌注入患者腹腔内，维持一定的时间，通过热化疗的协同增敏作用和大容量灌注液循环灌注冲刷作用有效地杀灭和清除体腔内残留癌细胞及微小病灶的一种新的肿瘤辅助治疗方法，对预防和治疗腹腔种植转移尤其是并发的恶性腹水治疗疗效显著。腹膜转移是胃癌常见的转移模式，肿瘤细胞于腹膜表面播散种植使腹膜增厚，腹腔静脉或淋巴管阻塞，回吸收障碍，形成癌性腹水。腹腔内给药可使药物浓度升高达血浆浓度的 20～500 倍，并且经腹膜吸收缓慢而能够长时间与腹腔内肿瘤直接接触，提高了局部细胞毒作用。

3. 晚期胃癌

晚期胃癌治疗困难，效果不佳。治疗原则以改善症状、提高生活质量为主。可适当选择姑息性手术、化疗、对症支持治疗。原发病灶无法根治性切除，为了减轻由于梗阻、穿孔、出血等并发症引起的症状，可行姑息性切除、胃空肠吻合、穿孔修补、空肠造瘘等。晚期胃癌化疗应根据患者身体状况进行选择，一般情况良好、重要脏器功能正常者，可选择紫杉类、顺铂、氟尿嘧啶的联合方案，反之应选择毒性相对较小的奥沙利铂、卡培他滨类方案。存在梗阻的病例，可行支架置入以缓解症状。

二、胃的胃肠道间质瘤

胃肠道间质瘤（GIST）是消化道最常见的间叶源性肿瘤，其中 60% ~ 70% 发生在胃，20% ~ 30% 发生在小肠，曾被认为是平滑肌肉瘤。研究表明，这类肿瘤起源于胃肠道未定向分化的间质细胞，具有 C-kit 基因突变和 KIT 蛋白（CD117）表达的生物学特征。胃的 GIST 约占胃肿瘤的 3%，可发生于各年龄段，高峰年龄 50 ~ 70 岁，男女发病率相近。

(一) 胃的胃肠道间质瘤的诊断

1. 症状与体征

瘤体小症状不明显，可有上腹部不适或类似溃疡病的消化道症状；瘤体较大可扪及腹部肿块，常有上消化道出血的表现。

2. 影像学检查

钡剂造影胃局部黏膜隆起，呈向腔内的类圆形充盈缺损，胃镜下可见黏膜下肿块，顶端可有中心溃疡。黏膜活检检出率低，超声内镜可以发现直径 <2cm 的胃壁肿瘤。CT、MRI 扫描有助于发现胃腔外生长的结节状肿块以及有无肿瘤转移。组织标本的免疫组化显示 CD117 和 CD34 过度表达，有助于病理学最终确诊。GIST 应视为具有恶性潜能的肿瘤，肿瘤危险程度与有无转移、是否浸润周围组织显著有关。肿瘤长径 >5m 和核分裂数 >5 个 / 50 高倍视野是判断良恶性的重要指标。

(二) 胃的胃肠道间质瘤的治疗

首选手术治疗，争取彻底切除，瘤体与周围组织粘连或已穿透周围脏器时应将粘连的邻近组织切除，不必广泛清扫淋巴结。基因分型很重要，针对性适应靶向药物有利于改善患者预后，减少复发，延长生存期。姑息性切除或切缘阳性可给予甲磺酸伊马替尼以控制术后复发，改善预后。伊马替尼能针对性地抑制 C-kit 活性，治疗进展期转移的 GIST 总有效率在 50% 左右，也可用以术前辅助治疗。完全切除的存活期明显高于不完全切除的病例。对于甲磺酸伊马替尼不能耐受或者治疗效果不佳者可考虑舒尼替尼，部分晚期患者能从瑞戈非尼治疗中获益。

三、胃的良性肿瘤

胃的良性肿瘤约占全部胃肿瘤病例的 2%。按其组织来源可分为上皮细胞和间叶组织瘤。前者常见的有胃腺瘤和腺瘤性息肉，占良性肿瘤的 40% 左右。外观呈息肉状，单发或多发，有一定的恶变概率；胃的间叶源组织肿瘤 70% 为胃肠道间质瘤，其他有脂肪瘤、平滑肌瘤、纤维瘤、血管瘤、神经纤维瘤等。

胃良性肿瘤一般体积小，发展较慢，胃窦和胃体为多发部位。

(一) 胃良性肿瘤的诊断

1. 症状与体征

①上腹不适、饱胀感或腹痛。②上消化道出血。③腹部有包块，较大的良性肿瘤上腹部可扪及肿块。④位于贲门或幽门的肿瘤可引起不全梗阻等。

2. 影像学检查

X 线钡剂检查、胃镜、超声及 CT 检查等有助于诊断。纤维胃镜检查大幅提高了胃良性肿瘤的发现率，对于黏膜起源瘤活检有助确诊；黏膜下的间叶组织瘤超声胃镜更具诊断价值。

(二) 胃良性肿瘤的治疗

手术切除是胃良性肿瘤的主要治疗方法，由于临床上难以除外恶性肿瘤，且部分良性胃肿瘤还有恶变倾向以及可能出现严重合并证，故主张确诊后积极地手术治疗，根据肿瘤的大小、部位以及有无恶变的倾向选择手术方式，小的腺瘤或腺瘤样息肉可行内镜下套切术，较大的肿瘤可行胃部分切除术、胃大部切除术等。

四、胃肿瘤的护理

胃肿瘤患者日常生活中需加强营养，以补充肿瘤性疾病对身体的消耗。胃恶性肿瘤者常难以接受现实，家人应鼓励患者，督促其遵医嘱接受治疗。

(一) 家庭护理

(1)胃部肿瘤常常让患者感到紧张、焦虑，家人需多鼓励支持，以缓解其恐惧心理。

(2)患者应结合自身的身体状况，适当参与体力活动，保持规律的作息。

(3)患者应保持大便通畅。

(二) 日常生活管理

(1)戒酒有助于保持身体健康，饮食宜多样以保证营养，接受胃切除术的患者在术后可多食用清淡易消化的饮食。

(2)适当多食用富含维生素的食物，适当补充蛋白质，以提高机体抵抗力。

(3)患者需避免饮酒。

(4)患者需要多休息，待术后身体恢复后可适当进行体育活动。

第三节　肠梗阻的诊疗与护理

一、肠梗阻概述

肠内容物不能正常运行、顺利通过肠道，称为肠梗阻。按肠梗阻发生的基本原因可以分为机械性肠梗阻和动力性肠梗阻。机械性肠梗阻根据肠壁有无血运障碍，又分为单纯性肠梗阻和绞窄性肠梗阻。

(一) 肠梗阻的病因与分类

1.肠梗阻按病因分类

肠梗阻按照其病因可以分为4类。

(1) 机械性肠梗阻

最常见,指由于不同原因引起的肠腔狭窄,肠内容物无法通过而导致的肠梗阻。根据梗阻的原因又可分为3类:①肠腔外病变引起的肠梗阻。粘连及疝是导致肠梗阻的常见肠腔外病变。其余包括先天性环状胰腺、腹膜包裹、小肠扭转、肠壁外的肿瘤、腹腔炎性肿块、肠系膜上动脉压迫综合征,均可引起肠梗阻。②肠壁病变引起的肠梗阻。肿瘤是引起肠梗阻的重要肠壁病变,其余包括一些先天性、炎症或创伤性疾病,如先天性肠扭转不良、憩室病、炎症性肠病、结核、创伤后肠壁内血肿。③肠腔内病变引起的肠梗阻。此类较为少见,如胆石、粪石、寄生虫、异物等可在肠腔内堵塞从而导致肠梗阻。20世纪初期,疝是机械性肠梗阻的主要原因,但是随着生活水平的提高及生活方式的变化,因手术后引起的肠粘连已成为机械性肠梗阻的首要原因,其次为肿瘤、疝和炎症性肠病。

(2) 动力性肠梗阻

神经抑制或毒素刺激导致肠壁肌肉运动紊乱,致使肠内容物不能顺利通过。它分为麻痹性肠梗阻和痉挛性肠梗阻两类,其中以麻痹性肠梗阻多见。麻痹性肠梗阻是指由于严重的神经、体液及代谢改变引起的肠麻痹从而导致肠管失去蠕动功能,常见于腹部手术后、急性弥散性腹膜炎、腹膜后血肿及腹部创伤。痉挛性肠梗阻主要因交感神经麻痹或迷走神经兴奋,致肠管肌肉强烈痉挛收缩而肠腔变细,可在慢性铅中毒、急性肠炎或肠道功能紊乱的患者中发生。

(3) 血运性肠梗阻

可归于动力性肠梗阻,指肠系膜血管发生血栓或栓塞,引起肠管血运循环障碍,导致肠管失去蠕动功能而出现的肠麻痹,因其可迅速发生肠坏死,进展快,病死率高应予以重视,积极处理。

(4) 原因不明的假性肠梗阻

与麻痹性肠梗阻不同,其无明显病因,属于慢性疾病,也可能是一种遗传性疾病，但不明确是肠平滑肌还是肠壁内神经丛有异常。表现有反复发作的肠梗阻症状，但十二指肠或结肠蠕动可能正常，患者有肠蠕动障碍、腹痛、呕吐、腹胀、腹泻甚至脂肪泻，肠鸣音减弱或正常，腹部 X 线片不显示有机械性肠梗阻时出现的肠胀气与气液面。假性肠梗阻的治疗主要是非手术方法，仅在并发穿孔、坏死等情况下才进行手术处理。近年来，有报道认为肠外营养是治疗这类患者的一种方法。

2. 其他分类

肠梗阻根据肠壁血运有无障碍、梗阻程度及梗阻部位分类如下。

(1) 单纯性肠梗阻和绞窄性肠梗阻

不论发病原因，只根据肠壁血液循环有无障碍分类。无血液循环障碍者为单纯性肠梗阻，有血液循环障碍者为绞窄性肠梗阻。绞窄性肠梗阻发病急，进展快，可短时间引起肠壁坏死、穿孔，最终导致继发性腹膜炎或严重的脓毒症，如处理不及时，患者预后较差，死亡率高。因此，当诊断或治疗肠梗阻时，应及早鉴别肠道有无血液循环障碍。

(2) 完全性肠梗阻和不完全性肠梗阻

肠腔完全阻塞，患者停止排气排便称为完全性肠梗阻；肠腔部分阻塞，患者仍有少量排气排便称为不完全性肠梗阻。相对于不完全性肠梗阻而言，完全性肠梗阻病理生理改变较为明显，需及时、积极地处理。如果一段肠袢的两端均有梗阻，则称闭袢性肠梗阻。闭袢性肠梗阻是完全性肠梗阻的一种严重类型，其局部肠袢高度膨胀，易发生肠壁血液循环障碍，导致肠壁坏死、穿孔。结肠梗阻常因回盲瓣的抗逆流作用而导致闭袢。

(3) 高位肠梗阻和低位肠梗阻

高位肠梗阻常为小肠梗阻，患者以呕吐为主要症状，呕吐量每次较少，次数较多，早期可不出现停止排气排便；低位肠梗阻常为结肠梗阻，患者以停止排气排便、腹胀为主要症状，可没有呕吐症状。

上述分类在不断变化的病理生理过程中是可以互相转化的。例如单纯性肠梗阻如治疗不及时可发展为绞窄性肠梗阻；机械性肠梗阻如时间过久，梗阻以上肠管过度扩张，可以出现麻痹性肠梗阻的临床表现；不完全性肠梗阻可因肠管炎性水肿而发展为完全性肠梗阻。任何一个肠梗阻在诊断后不是不变的，而是在一定的条件下可以转化，因此，对于肠梗阻的每一个治疗环节均要重视。

(二) 肠梗阻的病理生理

肠梗阻可引起全身和局部性的病理和生理变化，概括起来有下列几方面。

1. 全身性病理生理改变

(1) 水、电解质和酸碱失衡

肠梗阻时，肠道吸收功能发生障碍，胃肠道分泌的液体不能被吸收返回全身循环系统而积存在肠腔内。同时，肠壁继续有液体向肠腔内渗出，导致了体液在第三间隙的丢失。如高位小肠梗阻，出现大量呕吐，出现脱水，同时丧失电解质而出现电解质紊乱与酸碱失衡。胆汁及肠液均为碱性，含有的 Na^+、K^+ 较 Cl^- 多，加之组织灌注不良，易导致代谢性酸中毒。但在高位小肠梗阻时，胃液丧失多于小肠液，则有可能出现代谢性碱中毒。K^+ 的丢失可引起肠壁肌张力减退，引起肠腔膨胀。

(2) 休克

肠梗阻如未得到及时适当的治疗，因大量失水、电解质可引起低血容量性休克。在术前由于体内代偿性调节，血压与脉搏的改变不明显，但在麻醉后，机体失去调节功能，休克症状可以迅速表现出来。另外，由于肠梗阻引起了肠黏膜屏障功能障碍，肠道内细菌、内毒素易移位至门静脉和淋巴系统，继发腹腔内感染或全身性感染，也可因肠壁坏死、穿孔而出现腹膜炎或感染中毒性休克。在绞窄性肠梗阻时，常因静脉回流障碍先于动脉阻断，导致动脉血仍不断流向肠壁、肠腔，从而出现感染和低血容量休克。

(3) 脓毒血症

肠梗阻时，肠内容物淤积，细菌繁殖，从而产生大量毒素，可直接透过肠壁进入腹腔，致使肠内细菌易位引起腹腔内感染与脓毒症，在低位肠梗阻或结肠梗阻时更明显。因肠腔内有大量细菌，在梗阻未解除时，因静脉回流障碍，肠内毒素被吸收较少，一旦梗阻被解除、血液循环恢复后则肠腔内毒素被大量吸收而出现感染中毒性休克。因此，在解除梗阻前，应先清除肠内积存的感染性肠液。

（4）呼吸功能和心功能障碍

肠腔膨胀时腹压增高，导致膈肌上升和腹式呼吸减弱，从而影响肺内气体交换。同时，血容量不足、下腔静脉被压迫而导致回心血量减少，均可使心排血量减少。当腹腔内压力 >20mmHg 时，产生腹腔间室综合征，可导致心、肺、肾功能障碍。

2. 局部病理生理改变

（1）肠腔积气、积液

肠梗阻时，梗阻以上的肠腔内有明显的积气积液，造成肠管膨胀。一般梗阻性质越急者肠内积气较多，梗阻时间越长者则肠内积液较多。梗阻部位以上肠腔积气来自：①吞咽的空气。②重碳酸根中和后产生的 CO_2。③细菌发酵后产生的有机气体。吞咽的空气是肠梗阻时很重要的气体来源，它的含氮量高达 70%，而氮又是一种不被肠黏膜吸收的气体。CO_2 的量虽然大，但是它易被吸收，不是产生肠胀气的主要成分。在小肠梗阻早期，由于吸收功能降低，水、电解质寄存在肠腔内，24 小时后不但使吸收减少而且使分泌增加。

（2）肠蠕动增加

正常时肠管蠕动受到自主神经系统、肠管本身的肌电活动和多肽类激素的调节来控制。在发生肠梗阻时，各种刺激增强而使肠管活动增加。在高位肠梗阻频率较快，每 3～5 分钟可有 1 次，低位肠梗阻间隔时间较长，可 10～15 分钟 1 次，但如梗阻长时间不解除，肠蠕动又可逐渐变弱甚至消失，出现肠麻痹。

（3）肠壁充血水肿、通透性增加

正常小肠腔内压力为 2～4mmHg，发生完全性肠梗阻时，梗阻近端压力可增至 10～14mmHg，强烈蠕动时可达 30mmHg 以上，在肠内压增加时，肠壁静脉回流受阻，毛细血管及淋巴管淤积，引起肠壁充血水肿，液体外渗。由于缺氧，细胞能量代谢障碍，致使肠壁通透性增加，液体可自肠腔渗透至腹腔，在闭袢性肠梗阻中，肠内压可增加至更高点，使小动脉血流受阻，引起点状坏死和穿孔。

总之，高位小肠梗阻易有水、电解质与酸碱失衡。低位肠梗阻容易出现肠腔膨胀、感染及中毒。绞窄性肠梗阻易引起休克。结肠梗阻或闭袢性肠梗阻则易出现肠穿孔和腹膜炎。如治疗不及时或处理不当，任何类型肠梗阻都可以出现上述的各种生理病理改变。

(三)肠梗阻的临床表现

不同原因引起肠梗阻的临床表现虽然不同，但是肠内容物不能顺利通过肠腔则是一致的，因此，有不同程度的腹痛、腹胀、呕吐和停止排气排便等症状。

1. 症状

（1）腹痛

腹痛是机械性肠梗阻最先出现的症状，是由于梗阻以上肠内容物不能向下进行，肠管强烈蠕动所致。呈阵发性剧烈绞痛，且在腹痛发作时，患者有自觉肠蠕动感，且有肠鸣，有时还可出现移动性包块。腹痛可呈全腹性或仅局限在腹部的一侧。在高位肠梗阻时，腹痛发作的同时可伴有呕吐，单纯性肠梗阻时，腹痛有逐渐加重再逐渐减轻的过程。减轻可以是梗阻有所缓解，肠内容物可以通向远段肠管，但也有可能是梗阻完全，肠管高度膨胀，腹腔内有炎性渗出或腹膜炎，肠管进入麻痹状态。这时腹痛虽减轻，但全身症状加重，特别是感染中毒性症状明显。绞窄性肠梗阻由于有肠管缺血和肠系膜嵌闭，腹痛往往是持续性腹痛伴有阵发性加重，疼痛也较剧烈。绞窄性肠梗阻也常伴有休克及腹膜炎症状。麻痹性肠梗阻的腹胀明显，腹痛不明显，阵发性绞痛尤为少见。

（2）腹胀

腹胀的发生在腹痛之后，低位梗阻的腹胀较高位梗阻明显。在腹壁较为薄弱的患者，常可显示梗阻部位上部肠管膨胀出肠型。高位小肠梗阻常表现为上腹尤其是上腹中部有饱胀，低位小肠梗阻为全腹性胀气，以中腹部明显。低位结肠梗阻时，呈全腹性广范围的胀气。闭袢性肠梗阻时临床上常表现为不对称的腹胀，有时能扪到该高度膨胀的肠袢，在确定诊断方面有重要价值。

（3）呕吐

呕吐是机械性肠梗阻的主要症状之一，高位梗阻的呕吐出现较早，在梗阻后短期即发生，呕吐较频繁。在早期为反射性，呕吐物为食物或胃液，其后为胃液、十二指肠液和胆汁。低位小肠梗阻的呕吐出现较晚，初为胃内容物，后期的呕吐物为积蓄在肠腔并经发酵、腐败呈粪样带臭味的肠内容物。如肠系膜血管有绞窄，呕吐物为有血液的咖啡色、棕色，偶有新鲜血液，在结肠梗阻时，少有呕吐的现象。

（4）停止排气排便

完全性肠梗阻时，停止排气排便是肠梗阻的主要症状，在梗阻发生早期，由于肠蠕动增加，梗阻部位以下肠内积存的气体或粪便可以排出，当早期开始腹痛时即可出现排气排便现象，易误认为肠道仍通畅，故在询问病史时，应了解在腹痛再次发作时是否仍有排气排便。在肠套叠、肠系膜血管栓塞或血栓形成时，可自肛门排出血性黏液或果酱样粪便。

2. 体征

单纯性肠梗阻的早期，患者除在发作时出现腹痛外，生命体征等无明显变化，待发作时间较长，呕吐频繁，腹胀明显后，患者可出现脱水，甚至休克。当有绞窄性梗阻时可较早出现休克、感染性中毒症状。

腹部查体可观察到有不同程度的腹胀，腹壁较薄患者尚可见到肠型及肠蠕动波，肠型及肠蠕动波多随腹痛的发作而出现，肠型是梗阻近端肠袢胀气后形成，有助于判断梗阻的部位。触诊时，单纯性肠梗阻的腹部虽然胀气，但是腹壁柔软，按之有如充气的球囊，有时在梗阻的部位可有轻度压痛，特别是腹壁切口部粘连引起的梗阻，压痛点较为明显。当梗阻上部肠管内积存的气体与液体较多时，稍加振动可听到振水声。腹部叩诊多呈鼓音。肠鸣音亢进，有时不用听诊器亦可听到，肠鸣音的量和强度均有增加，且可有气过水声及高调的金属音。腹痛、肠型、肠鸣音亢进都是由于肠蠕动增强引起，常可同时出现。

当有绞窄性肠梗阻或单纯性肠梗阻的晚期，肠壁已有坏死、穿孔，腹腔内已有感染、炎症时，则体征表现为腹膜炎的体征，腹部膨胀，有压痛、反跳痛及腹肌紧张，肠鸣音微弱或消失。

（四）肠梗阻的辅助检查

1. 实验室检查

单纯性肠梗阻早期变化不明显。晚期由于失水和血液浓缩，白细胞、血红蛋白、血细胞比容都可增高，血 K^+、Na^+、$C1^-$ 与酸碱平衡都可发生变化。高位梗阻，呕吐频繁，大量胃液丢失可出现低血钾、低氯与代谢性碱中毒。在低位梗阻时，则可有电解质普遍降低与代谢性酸中毒。腹胀明显，膈肌上升影响呼吸时，可出现低氧血症与呼吸性酸中毒或呼吸性碱中毒。因此，动脉血气分析应是一项重要的常规检查。当有绞窄肠梗阻或腹膜炎时，血常规、血液生化指标等改变明显。尿量在肠梗阻早期可无明显变化，但在晚期，如无适当治疗，可出现尿量减少、尿比重增加，甚至出现急性肾障碍。

2.影像学检查

(1)腹部 X 线检查

一般在肠梗阻发生 4~6 小时，腹部立位 X 线片可以显示肠管胀气或气液平面。空肠黏膜的环状皱襞在肠腔充气时呈鱼骨刺样；回肠扩张的肠管多，可见阶梯状气液平面；结肠胀气位于腹部周边，可显示结肠袋。小肠完全梗阻时，结肠可不显示，左侧结肠梗阻，右侧结肠将有充气，低位梗阻时，左半结肠都有充气。钡剂灌肠可用于疑有结肠梗阻的患者，它可显示结肠梗阻的部位与性质。但在小肠梗阻时忌用胃肠造影的方法，以免加重病情。

(2) CT

立位腹部 X 线片因密度和空间分辨率欠佳，只有46%~80%的肠梗阻患者能初步明确有无梗阻及梗阻的大致位置，且对梗阻原因及有无绞窄判断较为困难。CT 具有早期诊断、准确性高、敏感性高等特点，对于肠梗阻的定位和定性诊断均有价值。肠梗阻 CT 特征性表现包括梗阻部位肠壁水肿增厚，边界因有渗出而不清，梗阻部位以上肠管扩张，肠腔内积气、积液等。当有绞窄性肠梗阻致使肠壁缺血时，增强 CT 扫描可观察到肠壁环形增厚、肠壁强化异常、肠系膜积液及其血管增粗模糊、腹水等表现。若肠壁旁出现小的气泡，常常提示肠壁坏死、穿孔可能。

(五)肠梗阻的诊断

首先根据肠梗阻临床表现的特点，确定是否为肠梗阻，然后进一步确定梗阻的类型和性质，最后明确梗阻的部位和原因。这是诊断肠梗阻不可缺少的步骤。

1. 是否肠梗阻

根据腹痛、腹胀、呕吐、停止排气排便四大症状和腹部可见肠型或蠕动波、肠鸣音亢进等，一般可做出诊断。但有时患者可不完全具备这些典型表现，特别是某些绞窄性肠梗阻早期，可能与急性胃肠炎、急性胰腺炎、输尿管结石等混淆。除病史与详细的腹部检查外，实验室检查与腹部 X 线检查可有助于诊断。

2. 机械性还是动力性梗阻

机械性梗阻具有上述典型临床表现，早期腹胀可不显著。麻痹性肠梗阻无腹部阵发性绞痛等肠蠕动亢进的表现，相反是肠蠕动减弱或消失，腹胀显著，肠鸣音微弱或消失。立位腹部 X 线片对鉴别诊断较有价值，麻痹性肠梗阻显示大、小肠全部充气扩张；而机械性肠梗阻限于梗阻以上的部分肠管，即使晚期并发肠绞窄和麻痹，结肠也不会全部胀气。

3. 单纯性还是绞窄性梗阻

该点极为重要，关系治疗方法的选择及患者的预后。有以下表现者应考虑绞窄性肠梗阻的可能。①腹痛发作急骤，初始为持续性剧烈疼痛或阵发性加重之间仍有持续性疼痛。有时出现腰背痛。②发展迅速，早期出现休克，抗休克治疗后改善不明显。③有腹膜炎的表现，体温上升，脉率增快，白细胞增高。④腹胀不对称，腹部有局部隆起或触及有压痛的肿块。⑤呕吐出现早而频繁，呕吐物、胃肠减压抽出液、肛门排出物为血性。腹腔穿刺出血性液体。⑥腹部 X 线检查见孤立胀大的肠管，CT 扫描有绞窄性表现。⑦经积极的非手术治疗，症状体征无明显改善。

4. 高位还是低位梗阻

高位小肠梗阻呕吐发生早而频繁，腹胀不明显。低位小肠梗阻腹胀不明显，呕吐出现晚而次数少，并可吐粪样物。结肠梗阻与低位小肠梗阻的临床表现类似，且因回盲瓣的单向通过作用而形成闭袢性肠梗阻。腹部 X 线检查有助于鉴别，低位小肠梗阻扩张的肠管在腹中部，呈阶梯状排列，结肠梗阻时扩大的肠管分布在腹部周围，可见结肠袋，胀气的结肠阴影在梗阻部位突然中断。腹部 CT 可以观察到肠腔由粗变细的部位从而明确梗阻部位。

5. 完全性还是不完全性肠梗阻

完全性肠梗阻呕吐频繁，如为低位肠梗阻则有明显腹胀，完全停止排气排便。腹部 X 线检查可见梗阻以上肠管明显充气扩张，梗阻以下结肠内无气体。不完全性肠梗阻呕吐与腹胀均较轻，腹部 X 线所见肠管充气扩张都较不明显，结肠内可见气体存在。

6. 什么原因引起的梗阻

根据肠梗阻不同类型的临床表现，参考年龄、病史、体征、影像学检查。临床上粘连性肠梗阻最为常见，多发生于以往有过腹部手术、损伤或炎症史的患者。过去嵌顿性或绞窄性腹外疝是常见的肠梗阻的原因，现在40 岁以上的患者一定要警惕肿瘤的可能。病因的诊断可根据以下方面进行判断。

（1）病史

详细的病史可有助于病因的诊断，腹部手术史提示有粘连性肠梗阻的可能。腹股沟疝可引起绞窄性肠梗阻。腹部外伤可致麻痹性肠梗阻。慢性腹痛伴有低热并突发肠梗阻可能是腹内慢性炎症如结核所致。近期有大便习惯改变，继而出现结肠梗阻症状的老年患者应考虑肿瘤。饱餐后运动或体力劳动出现梗阻应考虑肠扭转。心血管疾病如心房颤动、瓣膜置换后应考虑肠系膜血管栓塞等。

（2）体征

腹部检查提示有腹膜刺激症状者，应考虑为腹腔内炎症改变或绞窄性肠梗阻引起。腹部有手术或外伤瘢痕应考虑腹腔内有粘连性肠梗阻。直肠指诊触及肠腔内肿块，指套上是否有血液，应考虑是否为肿瘤。腹部触及肿块，在老年人应考虑是否为肿瘤、肠扭转。在幼儿右侧腹部有肿块应考虑是否为肠套叠。具有明显压痛的肿块多提示为炎性病变或绞窄的肠袢。

（3）影像学诊断

腹部 X 线检查较为便捷经济，可作为初诊筛查。腹部 CT 准确性高，对于肠梗阻的定位和定性诊断均有价值。

（六）肠梗阻的治疗

肠梗阻的治疗原则是纠正因肠梗阻引起的全身生理紊乱和解除梗阻。治疗方法的选择要根据肠梗阻的原因、性质、部位、全身情况及病情严重程度而定。不论采用何种治疗均应首先纠正梗阻带来的水、电解质与酸碱紊乱，改善患者的全身情况。

1. 基础治疗

无论采取非手术还是手术治疗，均需应用的基本处理。

(1) 禁食、胃肠减压

这是治疗肠梗阻的主要措施之一，胃肠减压的目的是减轻胃肠道积留的气体、液体，减轻肠腔膨胀，有利于肠壁血液循环的恢复，减少肠壁水肿，使某些原有部分梗阻的肠祥因肠壁肿胀而致的完全性梗阻得以缓解，也可使某些扭曲不重的肠祥得以复位，症状缓解。胃肠减压还可减轻腹内压，改善因膈肌抬高而导致的呼吸与循环障碍。有效的胃肠减压在机械性或麻痹性肠梗阻病例可能恢复肠腔的通畅，即使需要手术的病例用减压的方法使腹胀减轻后也可以大幅减少手术时的困难，增加手术的安全性。

(2) 纠正水、电解质紊乱和酸碱失衡

这是肠梗阻最突出的生理紊乱，应及早给予纠正。当血液生化结果尚未获得前，要先给予平衡盐溶液。待有测定结果后再添加电解质与纠正酸碱紊乱。在无心、肺、肾功能障碍的情况下，最初输入液体的速度可稍快一些，但需进行尿量监测，必要时行中心静脉压测定，以防液体过多或不足。单纯性肠梗阻的晚期或绞窄性肠梗阻，常有大量血浆或血液渗出肠腔或腹腔，需要输血治疗。

(3) 抗感染

肠梗阻后，肠壁血液循环有障碍，肠黏膜屏障功能受损而有肠道细菌移位，或是肠腔内细菌直接穿透肠壁至腹腔内产生感染。肠腔内细菌也可迅速繁殖。同时，膈肌升高影响肺部气体交换与分泌物排出，易发生肺部感染。常用的有以杀灭肠道细菌与肺部细菌的广谱头孢菌素或氨基糖苷类抗生素，以及抗厌氧菌的甲硝唑等。

(4) 使用生长抑素

生长抑素是一种由 14 个氨基酸组成的环状肽类激素。它用于治疗炎性肠梗阻的药理基础是抑制肠管分泌腺分泌肠液，减少肠腔炎症水肿，降低肠腔内压力，从而减轻肠腔内消化液大量积聚导致的肠管扩张和缺血性改变，维护肠黏膜屏障的完整性，从而达到治疗的目的。奥曲肽是一种 8 肽的生长抑素类似物，与体内 14 肽的生长抑素一样，在治疗肠梗阻中有重要地位，其作用为：抑制胃酸分泌；抑制多种胃腺、肠腺、胰腺激素如胃泌素、血管活性肠肽、促胰液素、胰岛素和胰高血糖素分泌；减少胰液中碳酸氢盐和酶的分泌；抑制肠道蠕动；减少内脏和门静脉血流。奥曲肽可全面抑制胃肠、胰腺及胆汁分泌，增加肠管吸收，减少肠腔内液体潴留，减轻肠管扩张、炎症、坏死，促进肠管再通。

2. 内镜治疗

（1）小肠梗阻

胃镜引导下放置经鼻长导管法对术后粘连性小肠梗阻有着独特的疗效。长导管到达小肠梗阻近端后，大幅增加肠内容引流的效率，可以有效减压，减轻梗阻肠管的扩张和水肿，利于肠梗阻的缓解，因而避免开腹手术，减轻患者痛苦，避免反复手术造成粘连，降低复发率，目前在日本已成为急性小肠梗阻非手术治疗的主要方法，其临床应用改变了单纯性小肠梗阻手术率较高的现状，增加了采用非手术治疗得到缓解和治愈率。该方法有一定的并发症，常见于置管过程中，导丝前端有可能造成食管、十二指肠穿孔和损伤，出血和穿孔可造成的腹腔内感染、压迫肠管发生溃疡。减压时由于吸引压力的作用，肠管有可能被吸入导管的侧孔，造成肠管坏死。另外，长时间放置可能导致鼻黏膜损伤、喉头水肿、吸入性肺炎等。

（2）大肠梗阻

内镜在治疗急性大肠梗阻中的应用主要分为两类：一类是对肿瘤可以根治性切除者，暂时解除梗阻症状，恢复肠道通畅，替代结肠造瘘术，在此基础上进行充分的术前准备，择期行肿瘤根治性切除加肠吻合术，避免二次手术创伤，改善患者的生存质量；另一类是作为姑息性治疗的一种措施，适于肿瘤晚期、局部病灶不能切除的原发性、复发性大肠恶性肿瘤或盆腔恶性肿瘤浸润大肠致梗阻者，以及存在严重并发症不能耐受手术和拒绝手术治疗的患者。

采用非手术方法治疗肠梗阻时，应严密观察病情的变化。绞窄性肠梗阻或已出现腹膜炎症状的肠梗阻，经过2~3小时的非手术治疗，实际上是术前准备，纠正患者的生理失衡状况后即进行手术治疗。单纯性肠梗阻经过非手术治疗24~48小时，梗阻的症状未能缓解或在观察治疗过程中症状加重或出现腹膜炎症状或有腹腔间室综合征出现时，应及时改为手术治疗解除梗阻与减压。

3.手术治疗

手术是治疗肠梗阻的一个重要措施，手术目的是解除梗阻、祛除病因，手术的方式可根据患者的情况与梗阻的部位、病因加以选择。手术大体可归纳为下述4种。

(1)单纯解决梗阻的手术

这类手术包括粘连性肠梗阻的粘连松解术、肠切开取出异物、肠套叠或肠扭转复位术等。

(2)肠切除吻合术

肠梗阻由于肠道肿瘤所致，切除肿瘤是解除梗阻的首选方法。在其他非肿瘤性病变，因梗阻时间较长，或有绞窄引起肠坏死，或是分离肠粘连时造成较大范围的肠损伤，则需考虑将有病变的肠段切除吻合。对于绞窄性肠梗阻，应争取在肠坏死以前解除梗阻，恢复肠管血液循环，正确判断肠管的生机十分重要。如在解除梗阻原因后有下列表现，则说明肠管无生机：①肠壁呈黑色并塌陷。②肠壁失去张力和蠕动能力，肠管呈麻痹、扩大，对刺激无收缩反应。③相应的肠系膜终末小动脉无搏动。如果判断肠管是否坏死较为困难，可用等渗盐水纱布热敷肠管或用0.5%普鲁卡因在肠系膜血管根部注射以缓解血管痉挛。倘若观察10~30分钟，仍无好转，说明肠已坏死，应做肠切除术。若肠管生机一时难以确定，切除后会导致短肠综合征的风险，则可将其回纳入腹腔，缝合腹壁，并于24小时后再次行剖腹探查术。但在此期间内必须严密观察，一旦病情恶化，即应随时再行剖腹探查术。

(3)肠短路吻合术

当梗阻部位切除有困难，如肿瘤向周围组织广泛侵犯，或是粘连广泛难以剥离，但肠管无坏死征象，为解除梗阻，可分离梗阻部远、近端肠管作短路吻合，旷置梗阻部，但应注意旷置的肠管尤其是梗阻部近端的肠管不宜过长，以免引起盲袢综合征。

(4)肠造瘘术或肠外置术

肠梗阻部位的病变复杂或患者的情况差，不允许行复杂的手术，可在膨胀的肠管上或梗阻部的近端肠管作肠造瘘术以减压，解除肠管因高度膨胀带来的生理紊乱。小肠可用插管造瘘的方法，可先在膨胀的肠管上切一小口，放入吸引管进行减压，但应注意避免肠内容物污染腹腔及腹壁切口，肠插管造瘘宜选用较粗一些的导管以防阻塞，也应行隧道式包埋造瘘，以防有水肿的膨胀肠管愈合不良而发生瘘。当病变位于高位小肠，特别是完全性梗阻时，因造瘘后肠液丧失极为严重，不宜行肠造瘘术；小肠上部已发生坏死时，也不宜将肠袢外置，最好行一期切除吻合术。结肠宜选择外置造瘘，因远端有梗阻，结肠造瘘宜选用双瘘术式。当有梗阻病变的肠管已游离或已有坏死，但患者状况差不能接受肠切除吻合术，可将该段肠管外置后关腹。待患者一般状况好转后再在腹腔外切除坏死或病变的肠管，远、近端固定在腹壁上，近端插管减压、引流，以后再行二期手术，重建肠管的连续性。

二、粘连性肠梗阻

(一) 粘连性肠梗阻的病理

粘连性肠梗阻是肠梗阻最常见的一种类型，占肠梗阻病例的40% ~ 60%，在我国20世纪60年代以后，大组的肠梗阻病例统计中，它居第1位。腹腔内粘连产生机械性肠梗阻有3种类型。

1. 先天性粘连

不常见，约占肠梗阻的5%，如卵黄管退化不全，在脐与回肠之间形成粘连带。或由于胎粪性腹膜炎引起，在腹腔内形成广泛的粘连。或是肠转位不良引起的腹腔内腹膜侧壁带。

2. 炎症后粘连

占粘连性肠梗阻的10% ~ 20%，由于以往腹腔内器官发生过无症状的炎症，或是有炎症经非手术治疗，如阑尾炎、肠憩室炎、盆腔炎症性疾病、胆囊炎、肠道炎性疾病以及腹腔内其他炎症而产生的粘连。

3. 手术后粘连

是粘连性肠梗阻中最常见的类型，约80%的患者属于这一类型，如阑尾切除术、妇科手术等。

(二) 粘连性肠梗阻的病因

粘连形成是机体的一种纤维增生的炎性反应，粘连起到血管桥的作用。

当腹腔内有任何原因引起的炎症反应，局部将有水肿、充血，释放组胺，多种激肽与其他血管活性物质，大量纤维素渗出并沉积在浆膜面上形成一网络状物，其中含有许多多核白细胞及其他炎性细胞，纤维网络使邻近的浆膜面黏合在一起，其后，成纤维细胞出现其中。局部的炎性反应是否形成纤维性粘连的决定因素之一是局部纤维分解的速度，如纤维素性网络能迅速吸收，纤维增生将停止而无粘连形成，反之，成纤维细胞将产生胶原束，成为纤维粘连的基础。同时，许多毛细血管伸入其中，纤维母细胞在胶原网中增殖，数周或数月后粘连为之形成。

至于有的纤维素被吸收，而有的则形成粘连的机制并不完全了解。虽有学者认为是因为浆膜面缺乏间质细胞覆盖的缘故。但并不为许多临床与实验所证实。Ellis认为是局部组织缺血延缓了纤维素的吸收。除此，滑石粉、淀粉、纱布、棉花、肠内容物、缝合材料及其他异物均能引起粘连的产生。

粘连的产生是机体创伤、缺血、感染、异物所作出的炎性反应。因此，在许多情况下，腹腔内均可发生粘连，但有粘连不一定有肠梗阻，仅在粘连引起了肠管的不通畅才发生肠梗阻的症状。

粘连性肠梗阻一般都发生在小肠，引起结肠梗阻者少见，有时盆腔疾病也可引起乙状结肠粘连性肠梗阻，粘连引起的肠梗阻有下列类型。

（1）肠管的一部分与腹壁粘连固定，多见于腹部手术切口部或腹壁曾有严重炎症，损伤部分肠管呈锐角扭折。

（2）粘连带压迫或缠绕肠管形成梗阻。

（3）粘连带的两端固定形成环孔，肠管从环中通过而形成内疝。

（4）较长的一段肠管粘着成团，致使部分肠管变窄，或是相互粘着影响肠管的正常蠕动，出现梗阻。

（5）肠管以粘着部为支点发生扭转。

（6）肠管粘着远处腹壁或其他组织，受肠系膜长度的限制或肠管另一端较固定（如回盲部）肠管呈牵拉性扭转而有梗阻。

粘连性肠梗阻除粘连这一存在的因素外，还有其他因素，故有时并无症状或仅有部分梗阻的现象。当附加有其他因素时则出现症状，如：①肠腔已变窄，在有腹泻炎症时，肠壁、肠黏膜水肿，使变窄的肠腔完全阻塞不通。②肠腔内容物过多过重，致肠膨胀，肠下垂加剧了粘着部的锐角而使肠管不通。③肠蠕动增加，或是肠腔内食物过多，体位的剧烈变动，产生扭转。因此，有些患者粘连性肠梗阻的症状可反复发作，经非手术治疗后又多可以缓解。而另一些患者以往并无症状，初次发作即为绞窄性肠梗阻。

(三) 粘连性肠梗阻的诊断

1.粘连性肠梗阻的症状与体征

粘连性肠梗阻的症状可以表现为完全性或不完全性梗阻，可以是单纯性也可以是绞窄性，与粘连的分类、产生梗阻的机制有关。多数患者在手术后肠袢与切口或腹腔内剥离面呈片状粘连。开始时，多先有部分肠梗阻的症状，当肠内容物淤积或肠壁水肿后则出现完全性梗阻，经非手术治疗后多能缓解，但也常有反复发作。粘连带、内疝或扭转引起的梗阻则多是初次发作呈完全性梗阻或绞窄性梗阻。

粘连性肠梗阻的临床表现与其他类型肠梗阻相同，但在有手术史的患者，又是肠袢与切口黏着引起的肠梗阻，常可在切口的某一部分出现膨胀的肠型或肠袢且可有压痛。

2.粘连性肠梗阻的辅助检查

粘连性肠梗阻除症状、体征与辅助诊断提示为肠梗阻外，手术史，腹腔炎症病史，腹壁有手术或创伤瘢痕可提示为粘连性肠梗阻，但并不能以此作为肯定或否定的依据。

手术后早期 (5～7天) 即可发生梗阻的症状，但不属于手术后麻痹性肠梗阻，与其手术后期由于粘连带、片状粘连所引起的梗阻有所不同。除有粘连外，且与术后早期炎性反应有关，既有肠腔梗阻又有炎症引起的局部肠动力性障碍。当然，也偶有在手术后早期出现绞窄性肠梗阻者，多因手术时做广范围的操作，导致了肠扭转或内疝。

(四) 粘连性肠梗阻的预防

手术后粘连是产生肠梗阻的一个原因，因此，人们试图采用一些方法来防止粘连的产生，概括起来有以下几种。

1.防止纤维素的沉积

应用各种抗凝药如肝素、右旋糖酐、双香豆素以及枸橼酸钠等，带来了严重渗血等并发症，不适用于临床应用。

2. 清除纤维素沉积

应用机械或药物的方法以加速清除纤维素，加速纤维蛋白原的分解。如以等渗盐水灌洗腹腔清除纤维素；腹腔内注入胰蛋白酶、木瓜蛋白酶、胃蛋白酶加速清除细胞外蛋白基质。也有用透明质酸酶、链激酶、尿激酶、溶纤维性蛇毒者，但效果不肯定或有不良反应。

3. 抑制纤维的增生

肾上腺皮质激素与其他抗炎药物有一定的疗效，但带有组织不愈合的不良反应。总之，至今虽有许多学者做了不少的努力，采用了不同的方法，但都不能在临床应用中取得完满的结果。粘连的形成本身是机体对损伤的一种炎症反应，是愈合机制的一部分，组织的愈合修复有赖于这一机制，抑制它的发生也将影响愈合、修复。减少组织的损伤，减轻组织的炎症与修复反应，以及预防粘连引起的肠梗阻是当前临床外科医生应重视的问题。

腹腔内粘连的产生除一些不可能避免的因素外，尚有一些可避免的因素，如：①清除手套上的淀粉、滑石粉，不遗留丝线头、纱布、棉花纤维、切除的组织等异物于腹腔内，减少肉芽组织的产生。②减少缺血的组织，不做大块组织的结扎，有缺血可疑的部分，以大网膜覆盖，这样即使有粘连产生，也有大网膜相隔。③注意无菌操作技术，减少炎性渗出。④保护肠浆膜面，防止损伤与干燥。⑤腹膜缺损部分任其敞开，不做有张力的缝合。⑥清除腹腔内的积液、积血，必要时放置引流。⑦关腹前将大网膜铺置在切口下。⑧及时治疗腹膜内炎性病变，防止炎症的扩散。

为了防止粘连性肠梗阻在手术治疗后再发，或预防腹腔内大面积创伤后虽有粘连产生但不致有肠梗阻发生，可采取肠排列的方法，使肠袢呈有序的排列、粘着，而不致有肠梗阻。

(五) 粘连性肠梗阻的治疗

肠梗阻概论中的治疗原则适用于粘连性肠梗阻。单纯性肠梗阻可先行非手术疗法，无效时则应进行手术探查。反复发作者可根据病情行即期或择期手术治疗。以往有一种"粘连性肠梗阻不宜手术"的说法，认为术后仍有粘连，仍可发生肠梗阻，将会严重影响患者的生活、工作。目前，在非手术疗法难以消除造成梗阻粘连的条件下，手术仍是一有效的方法，即使是广泛的肠粘连，肠排列固定术有着明确的预防再发的效果。

手术后早期发生的肠梗阻，多为炎症、纤维素性粘连所引起，在明确无绞窄的情况下，经非手术治疗后可望吸收，症状消除。尤其近代有肠内、外营养支持，可维持患者的营养与水、电解质平衡，生长抑素可减少胃肠液的分泌，减少肠腔内液体的积蓄，有利症状的减轻与消除。

三、肠扭转

肠扭转在我国是常见的一种肠梗阻类型，是一段肠管甚至几乎全部小肠及其系膜沿系膜轴扭转360°~720°，因此，既有肠管的梗阻，更有肠系膜血管的扭折不通，血循环中断，受其供直的肠管将迅速发生坏死、穿孔和腹膜炎，是肠梗阻中病情凶险，发展迅速的一类。如未能得到及时处理，将有较高的病死率（10%~33%）。

（一）肠扭转的病因

肠扭转可分为原发性与继发性两类。

原发性的病因不很清楚，并无解剖上的异常，可能与饱餐后，肠腔内有较多的尚未消化的内容物，当有体位改变明显的运动时，小肠因有重量下垂而不能随之同步旋转而造成。

继发性肠扭转是由于先天性或后天获得的解剖改变，出现一固定点形成肠袢扭转的轴心。但是，扭转的产生常常是因为下列3个因素同时存在。

1. 解剖因素

如手术后粘连、梅克尔憩室、乙状结肠冗长、先天性中肠旋转不全、游离盲肠等都是发生肠扭转的解剖因素。

2. 物理因素

在上述的解剖因素基础上，肠袢本身有一定的重量，如饱餐后，特别是有较多不易消化的食物涌入肠腔内；或是肠腔有较多的蛔虫团；肠管有较大的肿瘤；在乙状结肠内存积着大量干涸的粪便等，都是造成肠扭转的潜在因素。

3.动力因素

强烈的蠕动或体位的突然改变，使肠袢产生了不同步的运动，使已有轴心固定位置，且有一定重量的肠袢发生扭转。

(二) 肠扭转的诊断

1.肠扭转的症状与体征

肠扭转是闭袢型肠梗阻加绞窄性肠梗阻，发病急且发展迅速。起病时腹痛剧烈，腹胀明显，早期即可出现休克，症状继续发展逐渐加重，且无间歇期，肠扭转的好发部位是小肠、乙状结肠和盲肠。临床表现在不同部位的肠扭转也有不同。小肠扭转的患者常突发持续性腹部剧痛，并有阵发性加重，先有脐周疼痛，可放射至腰背部，这是由于牵拉肠系膜根部的缘故。呕吐频繁，腹部膨胀明显，早期即可有压痛，但无肌紧张，肠鸣音减弱，可闻及气过水声。腹部X线平片可因小肠扭转的部位不同而有不同的显示。全小肠扭转时，可仅有胃十二指肠充气扩张。但也可使小肠普遍充气并有多个液面。部分小肠扭转时，可在腹部的某一部位出现巨大胀气、扩大的肠袢，且有液平面。虽有这些临床表现，但在术前仅能作出绞窄性肠梗阻的诊断，手术中才能确定肠扭转的情况。

乙状结肠扭转常多见于乙状结肠冗长，有便秘的老年人。患者有腹部持续胀痛，逐渐隆起，患者有下腹坠痛感但无排气排便。左腹部明显膨胀，可见肠型，叩之呈鼓音，压痛及肌紧张均不明显。X线平片可见巨大双腔充气的肠袢，且有液平面，这一类乙状结肠较为常见，且可反复发作。另有一些患者呈急性发作，腹部有剧痛，呕吐，腹部有压痛、肌紧张，显示扭转重，肠管充血、缺血明显，如不及时处理可发生肠坏死。

2.肠扭转的影像学检查

盲肠扭转较少见，多发生在盲肠可移动的患者，可分为急性与亚急性两型。盲肠急性扭转不常见，起病急，有剧痛及呕吐，右下腹有肿块可触及，有压痛，可产生盲肠坏死、穿孔。亚急性起病稍缓，患者主诉右下腹部绞痛，腹部很快隆起，不对称，上腹部可触及一弹性包块。X线平片可见巨大的充气肠袢，伴有多个肠充气液面。

当疑有乙状结肠或盲肠扭转，而尚无腹膜炎症状时，可考虑应用泛影葡胺灌肠以明确诊断。结肠出现阻塞，尖端呈"鸟嘴"或锥形，可明确为乙状结肠扭转。盲肠扭转则显示泛影葡胺在横结肠或肝区处受阻。

（三）肠扭转的治疗

当肠扭转的诊断明确后，虽尚无腹膜刺激症状，也应积极准备进行治疗，如为乙状结肠扭转，在早期可试行纤维结肠镜检查与复位，但必须细心处理以防引起穿孔。早期手术可降低死亡率，更可减少小肠扭转坏死大量切除后的短肠综合征，后者将给患者带来终身的健康障碍。

80%的小肠扭转为顺时针方向，可扭转180°~720°，甚至1080°。复位后应细致观察血液循环恢复的情况，明确有坏死的肠段应切除，对有疑点的长段肠祥宜设法解除血管痉挛，观察其活力，希望能保留较长的小肠，对保留的有疑问小肠应在24小时后行再次观察手术，切除坏死的肠段。坏死的乙状结肠、盲肠，可行切除，切除端应明确有良好的活力。可以做一期吻合，也可做外置造口，然后再做二期手术。小肠扭转复位后，少有再扭转者，不需做固定手术。移动性盲肠复位后可固定在侧腹壁上。乙状结肠扭转患者多有乙状结肠冗长、便秘，复位后可择期行冗长部切除以除后患。

四、成年人肠套叠

肠套叠多见于幼儿，成年人肠套叠在我国较为少见。

（一）成年人肠套叠的病因与分型

肠套叠的产生可为原发性或继发性，前者多见于儿童，也称原因不明型，与肠蠕动的节律失调或强烈收缩有关。继发性肠套叠多见于成年人，肠腔内或肠壁上有一病变，使肠蠕动的节律失调，近段肠管强有力的蠕动将病变连同肠管同时送入远段肠管中。因此，成年人肠套叠多继发于肠息肉、肠肿瘤、肠憩室、肠粘连以及肠腔内异物等。

根据肠套叠的套入肠与被套肠部位分为小肠－小肠型、小肠－结肠型。尚偶有胃空肠吻合后空肠－胃套叠，阑尾盲肠套叠。在小儿多为回结肠套叠，而在成年人，小肠－小肠型并不少见。

（二）成年人肠套叠的诊断

1. 症状与体征

由于成年人肠套叠是继发于肠袢病变，可有反复发作的病史，即发生套叠后也可自行复位，以后又套入再复位，也有套入后未复位但并不产生完全性梗阻或肠血管绞窄的现象，而出现慢性腹痛的现象。当然，也有部分患者第1次套入后即发生肠系膜血管循环障碍出现肠管坏死，因此，成年人肠套叠的症状不似幼儿肠套叠那样典型，少有便血的症状，也无典型的完全肠梗阻症状。有腹痛发作时，在腹壁不肥厚的患者多可摸到腹部包块，但不一定在右下腹部。

2. 影像学检查

钡剂胃肠道造影对诊断肠套叠有较高的准确率，小肠套叠钡剂可显示肠腔呈线状狭窄而至远端肠腔又扩张，并出现弹簧状影像。结肠套叠呈环形或杯状充盈缺损。选择性肠系膜上动脉造影对小肠型肠套叠、纤维结肠镜对结肠型肠套叠均有助于诊断，全腹 CT 对肠套叠诊断有意义。

（三）成年人肠套叠的治疗

成年人肠套叠多属继发，一般都应行手术治疗，即使是已经缓解，也应继续进行检查以明确有无原发病变并行择期手术。也正由于肠套叠部的肠管有病变，无论是否有肠坏死都可能要行肠切除及肠吻合。

五、腹内疝

腹内疝狭义地说是腹内容物、肠管通过腹腔内先天性形成的脏腹膜的孔道、囊袋。不包括手术后所造成的肠系膜孔、间隙和粘连造成的间隙，也不包含少见的闭孔疝、坐骨神经孔疝、腰疝、膈疝。现在，临床上常广义地将先天性与手术后所造成的孔道、间隙形成的疝统称为腹内疝。腹内疝引起的肠梗阻并不常见，约占肠梗阻病例的2%。

（一）腹内疝的病因

Andreus 首先提出在胚胎发育期，中肠的旋转与固定不正常将导致内疝，腹腔内的一些腹膜隐窝或裂孔如十二指肠旁隐窝、回盲肠隐窝、回结肠隐窝、小网膜孔等。

1. 十二指肠旁疝

是腹膜隐窝疝中最常见的一类。十二指肠旁疝可发生在左侧或右侧。左侧十二指肠旁疝是指肠管进入十二指肠升部左侧 Landzert 隐窝而形成，疝囊后方有腰大肌、左肾或输尿管，疝囊前方近疝囊颈部有肠系膜下静脉。如肠管一进入右侧 Waldeyer 隐窝（空肠系膜起始部，位于肠系膜上动脉后方）即形成右侧十二指肠旁疝，疝囊的前方为升结肠系膜，近疝囊颈部有肠系膜上动脉。

2. 盲肠旁疝

盲肠内侧回肠上下方有回结肠隐窝和回盲肠隐窝。如这些隐窝过大过深，肠管有可能进入其中形成疝。

3. 乙状结肠间疝

疝囊位于乙状结肠系膜根部与后腹膜之间，疝的后方为髂动脉与输尿管，疝囊颈前缘有乙状结肠动脉。

4. 小网膜孔疝

小网膜孔大，肠蠕动又强烈时，小肠、结肠均可经小网膜孔疝入。肝十二指肠韧带构成疝囊颈的前壁，内有胆管、肝动脉及肝门静脉。

5. 肠系膜裂孔疝

肠系膜裂孔是属于先天性肠系膜缺损，50% 在小肠系膜上，20% 在结肠系膜上，还有是在女性患者的阔韧带上，肠管可疝入，占腹内疝的 10%。

6. 手术后内疝

胃空肠吻合术后，上提的空肠袢与后腹膜间可形成间隙；末端回肠与横结肠吻合后形成的系膜间隙；乙状结肠造口后结肠与侧腹壁间留有间隙，以及肠切除吻合后肠系膜上留有的间隙；粘连形成的孔隙都可以形成内疝，但这些疝均无疝囊，属于假疝。

(二) 腹内疝的诊断

1. 症状与体征

腹内疝的临床表现不典型，可以表现为长年的腹部不适，腹胀或腹痛，有时与饱餐或体位改变有关。也可表现为慢性肠梗阻的症状，因此难以做出明确诊断，唯有手术史且出现肠梗阻，特别是有绞窄症状时，临床医师易考虑到内疝的存在。

2. 影像学检查

腹部 X 线片可见充气的肠袢聚集一团并可有液平面，钡剂胃肠道检查或钡灌肠有时可显示有一团肠袢聚集在某一部位而不易分离。选择性动脉造影可以显示小肠动脉弓走行移位。由于这些影像诊断的阳性表现仅在肠管疝入时才能出现，因此，对那些症状反复发生疑有内疝的患者应做重复检查。

（三）腹内疝的治疗

当腹内疝的诊断明确后手术治疗是唯一的方法。因腹内疝有发生肠绞窄的潜在危险。在行腹内疝手术时，应注意疝颈部与疝囊附近的重要血管，在松解过紧的疝囊颈时或封闭疝颈时，不可损伤肠系膜上动脉等重要血管。松解过紧的颈部有困难时，可先切开疝囊无血管区，将膨胀的肠管先行减压，有利于肠管的复位。有肠管坏死时，应当切除坏死的部分。手术时，患者的肠管已自行复位，需仔细观察肠管有无疝入的痕迹，对照术前检查的结果，检查与封闭那些可能产生腹内疝的间隙。

六、肠堵塞

由于肠腔内容物堵塞肠腔而引起肠梗阻，在我国，尤其在农村并不罕见。这是一种单纯性机械性肠梗阻，常见的原因是胆石、粪石、寄生虫、吞食的异物、毛粪石、植物粪石、药物等。

（一）胆石堵塞

在国外文献中，胆石引起的肠堵塞可占肠梗阻的 1% ~ 2%，且多为老年妇女，但在我国较为少见。胆石堵塞多是先有胆囊结石，但仅有 30% ~ 60% 患者有胆绞痛史。胆囊的浆膜与肠袢主要是十二指肠肠袢黏着，后有胆结石的重量压迫坏死，形成胆囊肠道自然通道，胆石自然进入肠道，体积小者当不致形成堵塞而随粪便自行排出。如体积较大，一般直径超过 2.5cm 可造成堵塞，偶有多数体积较小结石积聚在一起或是以结石为核心，肠内其他物质附着在其上逐渐增大，也可由于肠壁水肿、溃疡、痉挛致有梗阻。梗阻的部位多在回肠，占60%～80%，因回肠是肠管中较窄的部位，其次是空肠（10%～15%），十二指肠与结肠为胆结石堵塞者较少。

胆石肠堵塞的症状是强烈的肠绞痛，胆结石得以下行时，疼痛可有缓解，当有引起肠强烈蠕动时又可引起腹痛，临床症状表现为单纯的机械性肠梗阻。X线腹部平片除见小肠胀气外，还可能看到肠腔内有胆石阴影，如发现胆道内有气体充盈（10%～40%患者）而以往又无接受过胆道与肠道吻合或肝胰壶腹括约肌（Oddi括约肌）成形术的患者，对这一诊断的可能性给予有力的佐证。近来，有学者对疑有十二指肠胆石堵塞的患者，应用内镜检查证实了诊断。

胆石堵塞的肠梗阻一般是在做好术前准备后行手术治疗，可以试行将结石挤入宽大的结肠，但不易成功。可行肠切开取石，如有肠坏死则需行肠切除吻合。并且要注意探查有无第二处堵塞部分。

（二）肠蛔虫堵塞

由于肠蛔虫团引起肠堵塞在我国较多见，特别是儿童，蛔虫感染率高，蛔虫在肠道大量繁殖，当蛔虫受到某些因素影响产生强烈的活动致扭结成团堵塞肠管，加之肠管受刺激后出现痉挛加重了梗阻。患者有阵发性剧烈腹部绞痛，伴有呕吐，并可呕吐出蛔虫。这类患者多消瘦，腹壁薄，故体检时常可触及包块并随触揉而变形，也可在触诊时感到肠管有痉挛收缩。由于蛔虫梗阻多为部分性，腹部一般无明显膨胀，肠鸣音虽有增高但不高亢。但是，有时因蛔虫团诱发肠套叠或过多、过大的蛔虫团引起肠壁坏死而出现腹膜炎的症状。临床症状与体征常可明确诊断。腹部X线平片偶可见小肠充气及液平面，有时还可显示肠腔内有蛔虫团块阴影。

诊断明确的患者可先行非手术治疗，禁食、减压、给予解痉药，温盐水灌肠，经胃管灌入植物油等。待症状缓解后再行驱虫。如经非手术治疗症状不缓解，或已出现腹膜刺激征时，则应行手术治疗。术时可将肠腔内的蛔虫推挤在一起，后用纱垫保护附近组织，然后切开肠壁将蛔虫取出，多者可达数百条。

(三) 粪便堵塞

粪便堵塞常见于瘫痪、重病等身体虚弱无力排便的患者，也可见于习惯性便秘的患者，积存的粪便变干成团块状堵塞在结肠造成肠梗阻。在采用以牛奶为主要成分的管饲饮食的患者则更易有粪便堵塞的现象。患者出现腹胀，伴阵发性腹痛。体检时，可沿左侧结肠摸到粪块，直肠指诊可触及填满直肠肠腔的干硬粪块。在这类患者，症状可反复出现，因此，应及时清除直肠内积存的粪便，以防粪便堵塞。如有症状发生时可采用反复灌肠软化粪便加以清洗，必要时可用器械或手指将干涸的粪块取出。值得警惕的是下端结肠肿瘤也可产生粪便堵塞。

(四) 其他

进食过多含有鞣酸的食物如柿子、黑枣，遇胃酸后成为胶状物，与其他高植物纤维物如竹笋等凝聚成块状物，经常服用氢氧化铝凝胶、考来烯胺(消胆胺，阴离子交换树脂)、胃肠道检查吞服过量的钡剂，有精神障碍的女患者吞食长发等均可产生不能消化的团状物，出现肠堵塞的症状。一般表现为单纯性肠梗阻，可先用非手术治疗，必要时可剖腹切开肠管取出异物。

七、功能性肠梗阻

功能性肠梗阻(肠麻痹)在临床上常称为肠麻痹，患者有腹胀，肠蠕动少或消失，不排气排便等现象，但无机械性梗阻，是临床常见的一种情况，尤其在腹部外科患者中常有产生，它可累及整个胃肠道，也可局限在胃、部分小肠或结肠。很多原因都可产生肠麻痹。

(一) 功能性肠梗阻的临床表现与诊断

患者一开始即诉有腹痛，但无机械性肠梗阻具有的腹绞痛、肠鸣音消失或是细碎的声音或细微的泼水声。无腹膜炎的症状，除患者原已有腹膜炎，腹部 X 线平片具有确定性的诊断价值，小肠、结肠均有胀气，结肠下端梗阻虽也有这类表现，但腹部的体征却不相同，有机械性肠梗阻的表现，必要时，钡灌肠，纤维肠镜能提供进一步的诊断。

(二) 功能性肠梗阻的治疗

肠麻痹的主要治疗方法是支持治疗,因为肠麻痹本身是自限的功能性症状,一旦产生肠麻痹的原因得到解除时,肠麻痹的症状也将得到解除。应用胃肠减压,防止吞咽更多的气体增加腹胀,预防呕吐,减轻腹胀改善呼吸功能。当然,积极寻找产生肠麻痹的原因加以处理是最主要的治疗措施。除此,也有用高压氧更换肠腔内的氮;应用某些刺激肠蠕动的药物,如硬脊膜外神经阻滞药、前列腺素 E_2 等,有时可获得一定的效果。由于功能性肠梗阻是继发于其他原因,因此,应认真鉴别原发病是否应进行外科治疗。

八、血运性肠梗阻

血运性肠梗阻是肠梗阻中少见的一种,在各种肠梗阻病因中占30%左右,发生在肠系膜血管急性栓子栓塞或血栓形成、非闭塞性肠系膜血管缺血以及肠系膜静脉血栓形成与慢性肠系膜血管闭塞发生急性动脉痉挛、缺血等。它是由于肠系膜血管发生急性血循环障碍,导致肠管缺血并失去蠕动功能,肠内容物不能向前运行而形成。患者出现剧烈的中上腹部绞痛、腹胀以及肠鸣音消失,并可以伴有不同程度的腹膜刺激征。这些症状随缺血的缓急和轻重程度而定。急性缺血病情发展迅速,肠梗阻的症状表现短暂,如不能得到及时的治疗则将出现肠坏死、腹膜炎。慢性缺血则可反复出现肠梗阻的症状,主要治疗是解除肠系膜血管缺血。

九、慢性小肠假性梗阻

慢性小肠假性梗阻是一原因尚不清楚的疾病,它有肠梗阻的症状,但不同于其他类型的肠梗阻,是一种可逆转、自限性疾病。主要应用非手术治疗,手术治疗可以说是有害无益。但有时,因其持续存在或反复发作,常疑为其他类型的肠梗阻,以致进行剖腹术。

(一) 慢性小肠假性梗阻的病因

假性肠梗阻,可以分为3种类型:①成年人巨结肠症,可由于长期应用泻剂、智力迟钝或精神异常而引起。②与系统性疾病有关,如血管疾病,神经系统异常肌张力降低以及淀粉样病变、肺小细胞癌、硬化性肠系膜炎等。③慢性小肠假性梗阻，原认为它无组织病理学的改变，称为慢性非特异性假性肠梗阻，实际上它可能有平滑肌退变或肠肌层神经改变。也可能具有家族性或遗传性，但在多数病例仍未能获得组织病理异常改变的证据。

(二) 慢性小肠假性梗阻的诊断

1. 慢性小肠假性梗阻的症状与体征

患者有数年反复发作腹痛、腹胀与呕吐的病史，常有厌食、吸收不良与体重下降明显。有腹泻或便秘。可以发生在消化道的某一部分，但以小肠与结肠为多。食管的症状表现为吞咽困难，胃、十二指肠部为厌食、恶心、呕吐与腹痛，而无明显腹胀。小肠则表现为间歇性腹痛、腹胀与呕吐。结肠的症状有严重腹胀、腹泻与便秘交替。本病因无特征，诊断较为困难。当临床有怀疑时，应设法排除其他肠梗阻的可能性来确诊。

2. 慢性小肠假性梗阻的影像学检查

腹部 X 线平片有类似机械性肠梗阻之处，但病史不相符。胃肠道造影检查无梗阻发现，可观察到节段性巨食管、巨十二指肠、巨结肠或小肠扩张。纤维内镜可证实无梗阻。

(三) 慢性小肠假性梗阻的治疗

主要采用非手术治疗。应用对症治疗，如胃肠减压、营养支持等，特别是全肠外营养支持对解除症状甚为有效，有学者赞成采取家庭长期肠外营养，然为防止全肠外营养带来的一些不良后果如肠黏膜萎缩、肠道细菌易位等，仍应给予适量的肠内营养。如诊断明确，应避免外科手术治疗，即使是剖腹探查，肠壁组织活检也应慎重考虑，以免术后的肠粘连混淆了诊断，增加了诊断的困难性。有学者曾对局灶性的病变如对有十二指肠假性梗阻，而胃与空肠蠕动正常者行胃肠吻合术；小肠假性梗阻试行短路吻合术，但均无有效的结果。慢性肠假性梗阻可累及整个食管、胃与肠道。现在暂无症状的部分，将来也会被波及。因此，外科治疗无确定性效果。

十、肠梗阻的护理

（1）禁食和肠胃减压。肠梗阻需要禁食、对肠胃减压、静脉补液，对腹部进行按摩，同时还要做好情绪护理。肠梗阻在发作时需要禁止任何食物的摄入，这时摄入食物就会导致消化道内压增加，不仅不利于病情治疗，反而还会加重病情。症状比较轻微的患者在禁食一段时间后，肠道有一定的可能性会进行恢复，对于症状无法缓解的人需要进行肠胃减压治疗，肠胃减压时需要保持滞留胃管的通畅性，避免出现打折现象，并且定期对引流管进行消毒、清理，避免出现继发感染。

（2）静脉补液。一部分患者身体上会出现水电解质紊乱，应当通过静脉补液的方法进行缓解，适当地对腹部按摩有利于恢复肠道的通畅性，对肠梗阻的症状消退有一定的作用。在治疗期间大多数患者会存在有紧张、恐惧的心理，还应当与患者进行沟通，避免不良情绪的存在。

参考文献

[1] 杨杰.气垫床联合曲线型仰卧护理对高血压脑出血患者去骨瓣减压术后压力性损伤及预后的影响 [J]. 医学理论与实践，2023，36（02）：311-313.

[2] 肖怡，马科星.金振口服液联合精细化护理改善急性支气管炎患儿肺功能和机体炎症反应的研究 [J]. 现代医学与健康研究电子杂志，2023，7（02）：120-123.

[3] 周兰姝.护理学科发展现状与展望 [J].军事护理，2023，40(01)：1-4.

[4] 佟婷婷.术前访视在手术室护理工作中的应用进展 [J]. 中国城乡企业卫生，2023，38(01)：28-30.

[5] 宋伟，冯静，张思，等.手术室精细化护理对围术期患者感染的影响 [J].中国城乡企业卫生，2023，38(01)：16-18.

[6] 贾闯，任天广，陈其仙.基于互动达标理论的护理干预对冠心病 PCI 术后患者出院准备度的影响 [J]. 护理实践与研究，2023，20(01)：81-85.

[7] 胡艳杰，李玲利，田亚丽，等.护理学一流学科建设引领一流人才培养 [J]. 四川大学学报（医学版），2023，54(01)：102-107.

[8] 高媛媛.协同护理干预对冠心病患者自我护理能力、日常生活能力及心血管不良事件的影响 [J]. 临床研究，2023，31(01)：130-132.

[9] 苏清玉，苏凤英.个性化教育在慢性胃炎护理的效果探究 [J]. 中国医药指南，2023，21(03)：25-28.

[10] 高明岩.综合护理对腹部手术后粘连性肠梗阻的并发症发生率的影响 [J].中国医药指南，2023，21(08)：176-178+182.

[11] 刘倩.真实问题情境下的初中化学复习教学的思考 [J]. 教育实践与研究（B），2023(03)：49-52.

[12] 王霞.综合护理干预腹部手术后粘连性肠梗阻的效果分析 [J]. 中国

社区医师，2023，39(07)：125-127.

[13] 楼波娜，傅红波，费圆圆.院内健康宣教对女性乳腺疾病发病率的影响 [J]. 中国妇幼保健，2023，38(05)：927-930.

[14] 马成花.如何正确护理肠梗阻患者 [J]. 人人健康，2022(25)：31.

[15] 赵敬，沈丹丹，章来长.乳腺超声及乳腺 X 线在诊断乳腺癌中的应用对比分析 [J]. 影像研究与医学应用，2022，6(23)：173-175.

[16] 胡从依，马文娟，柳杰，等.乳腺密度、年龄与乳腺癌发病风险的关系分析 [J]. 临床放射学杂志，2022，41(11)：2037-2040.

[17] 张家会，薛霏霏.动态增强乳腺磁共振在乳腺疾病诊治中的应用价值分析 [J]. 影像研究与医学应用，2022，6(22)：108-110.

[18] 吴康娥.预见性护理在肠梗阻手术患者中的应用研究 [J]. 中国医药指南，2022，20(30)：170-173.

[19] 杨成会.优质护理应用于冠心病心绞痛患者80例分析 [J]. 云南医药，2022，43(06)：110-112.

[20] 韩晓敏，赵晶，米丽娜.高血压脑出血偏瘫患者早期康复综合护理效果探讨 [J]. 河北北方学院学报（自然科学版），2022，38(12)：41-42+57.

[21] 吴碧兰.优质护理在阑尾炎患者围手术期的应用及满意度分析 [J]. 中国医药指南，2022，20(36)：148-150.

[22] 赵庆.针对性护理应用于合并高血压慢性胃溃疡患者中对生活质量及复发率的影响评价 [J]. 新疆医学，2022，52(12)：1453-1455.

[23] 韩小云，张成欢，吴程程.手术室护理中断事件现状及护士感受的调查分析 [J]. 护士进修杂志，2022，37(24)：2278-2282.

[24] 马兰兰.预见性护理对支气管炎患者接种流感疫苗的影响 [J]. 中国城乡企业卫生，2022，37(12)：208-211.

[25] 胡明媚，林桂禁，李艳铭.精细化管理在手术室护理中的应用 [J]. 中国城乡企业卫生，2022，37(12)：85-87.

[26] 郑明英.生理—心理—环境护理路径在急性胃炎患者护理中的应用及对患者胃功能的影响研究 [J]. 数理医药学杂志，2022，35(12)：1909-1911.

[27] 杜秀梅.综合护理干预对慢性胃炎及消化性溃疡患者生活质量的影

响 [J]. 中国冶金工业医学杂志，2022，39（06）：718-719.

[28] 叶骞. 人性化护理模式在手术室护理中的应用价值研究 [J]. 中国医药指南，2022，20（33）：128-130.

[29] 陈丽芬. 人性化护理在阑尾炎手术护理中的应用效果观察 [J]. 中国医药指南，2022，20（33）：131-133.

[30] 冯春英. 针对性护理在老年慢性支气管炎患者中的效果观察 [J]. 中国医药指南，2022，20（33）：33-36.

[31] 吴天航. 心理护理在慢性胃炎治疗中的作用 [J]. 中国医药指南，2022，20（25）：173-175.

[32] 栾冰，梁丽梅. 手术室护理中细节护理对患者满意度的影响 [J]. 国际护理学杂志，2022，41（22）：4144-4146.

[33] 韩凤珠，王晓青，齐慧. 快速康复护理在外科手术室护理中的应用 [J]. 保健医学研究与实践，2022，19（11）：103-106.

[34] 蒋文娟. 人性化护理模式在手术室护理中的应用价值研究 [J]. 中国医药指南，2022，20（31）：156-158.

[35] 邱小芳，周芹. 综合护理干预对神经外科手术患者急性压疮的预防效果分析 [J]. 岭南急诊医学杂志，2021，26（06）：681-682.

[36] 沈毅，张秀荣. 心胸外科微创手术患者实施健康教育护理的效果 [J]. 中国医药指南，2021，19（14）：222-223.

[37] 庄楠青，任雪琼. 神经外科围手术期中采用细节护理的效果分析 [J]. 海峡预防医学杂志，2021，27（02）：94-96.

[38] 贺丹. 护理干预对心胸外科手术患者康复效果的影响效果探究 [J]. 中国农村卫生，2021，13（04）：63-64.

[39] 杜红英. 神经外科手术的术后家庭护理 [J]. 幸福家庭，2020（19）：117.

[40] 程志珍，艾旭雯，姜娜，等. 心胸外科手术术后疼痛护理的研究进展 [J]. 实用临床医学，2022，23（01）：135-138.

[41] 赖珊玲，苏秀萍，陈美琴，等. 全方位护理模式在慢性胃炎患者中的应用价值 [J]. 中国医学创新，2022，19（23）：117-120.

[42] 张鑫. 健康教育在慢性胃炎护理中的应用效果观察 [J]. 中国冶金工

业医学杂志，2022，39（04）：412-413.

[43] 朱静.心胸外科手术患者术后下肢深静脉血栓形成的危险因素 [J].
国际护理学杂志，2022，41（04）：607-611.

[44] 曹倩.初产妇会阴切开与会阴裂伤的相关预防及修复护理最佳证据
总结 [J].临床护理杂志，2022，21（05）：59-63.

[45] 刘海欧，易以萍，徐雯.观察心理护理在会阴侧切患者中的应用价
值 [J].心理月刊，2022，17（13）：80-82.

[46] 秦睿彤.综合护理对会阴无保护分娩产妇会阴裂伤及护理满意度的
影响 [J].中国医药指南，2022，20（10）：183-185.

[47] 魏柯明.肝硬化门脉高压上消化道出血的护理研究进展 [J].饮食保
健，2019，6（27）：297-298.

[48] 覃稔，许燕红，黄昱璇.基于真实问题情境的科学探究 [J].教学与
管理，2019（21）：94-96.